# ELTERN WERDEN

Gedanken über die
verrückteste Sache der Welt

Herausgegeben von
Kati Hertzsch

DIOGENES TAPIR

Nachweis am Schluss des Bandes

Covermotiv: Design by Diogenes Verlag


Der Diogenes Verlag wird vom Bundesamt für Kultur
für die Jahre 2021–2025 unterstützt



Take care.

C2C SILBER
drucksinn.at

www.diogenes.ch/tapir

*Originalausgabe*

info@diogenes.ch · www.diogenes.ch
60/25/72/1
ISBN 978 3 257 07322 5

*Für meinen Mann und meine Kinder.*
*Ihr seid alles.*

»Vielleicht müssen wir erst einmal die Gegenwart begreifen, unsere Verletzlichkeit wahrnehmen.«

Gabriele von Arnim,
*Die Kunst der Zuversicht*

»Auch ich habe nun eine kleine knarrende Tür im Brustkorb stehen. Manchmal, im Durchzug, klappt sie zu. Und dann wieder auf.«

Anna Ospelt, *Frühe Pflanzung*

»Im Elternwerden liegt vielmehr auch die Chance, das eigene Leben noch einmal anders zu begreifen.«

Svenja Flaßpöhler, Florian Werner,
*Zur Welt kommen*

# Inhalt

VORWORT

# Eine Einladung

Eltern werden bedeutet mehr, als ein Kind zu haben. Und Kinder haben ist nur ein Teil dessen, was Elternschaft umfasst. Neben den Fakten, die eine Zeugung schafft – biologische Fakten und rechtliche –, ist Elternschaft vor allem eine Entscheidung. Sie ist ein Gedanke, eine Einstellung, die lange vor der Geburt eines Kindes, unabhängig von der Geburt eines Kindes und auch ganz ohne ein Kind eine entscheidende Größe unseres Zusammenlebens bildet. Je mehr konventionelle Lebensentwürfe ihr Dogma verlieren, je mehr religiöse Gebote an alltäglicher Relevanz verlieren, je vereinzelter und unsicherer sich jede und jeder in unserer Gesellschaft fühlt, desto mehr Bedeutung bekommen tragfähige und langlebige Beziehungen.

Wenn man das Wort »Eltern« hört, mag einem unwillkürlich das Duo Mutter und Vater einfallen, ergänzt durch mindestens ein Kind. Was füllt den großen Begriff Eltern darüber hinaus? Verbundenheit. Verantwortung. Vorbild. Versorgung. Familie. Herkunft. Zuhause. Identität. Zugehörigkeit. Liebe, immer wieder Liebe, die manches Mal umschlägt in Unversöhnlichkeit, Brüche. Alles also, was jede Beziehung zwischen Menschen ausmacht.

Doch Eltern sein beginnt viel eher. Es beginnt als Gedanke, als der Versuch, sich wiederzufinden in der bedeutsam aufgeladenen Frage, ob man ein Kind in die Welt setzen soll. Oder nicht. Sich selbst probeweise die Rolle als Mutter oder Vater anzulegen. Es ist fraglich, ob dieses Gedankenspiel jemals vollkommen frei sein kann, frei von Vorgelebtem, beiläufig oder direkt Gehörtem, frei von Erwartungen und Forderungen an sich selbst, von außen. Und Eltern sein endet nicht, wenn der Mensch, dessen Eltern wir sind, nicht mehr bei uns ist, eine Qualität, die über jede andere zwischenmenschliche Verbundenheit hinausweist.

Denn das ist Eltern sein auch. Etwas Überindividuelles, gesellschaftlich Relevantes, etwas, dass kommentiert wird, woran Erwartungen und Maximen geknüpft sind. Keiner weiß, wie man richtig Eltern ist, doch jeder hat eine Meinung dazu.

In eine Elternbeziehung zu treten ist auch: privat, intim, unfassbar. Es ist vor allem und trotz allem, was darüber zu hören, zu sehen und zu lesen ist, unvorstellbar, bis man es ist. Alles ist neu zu lernen, zu erleben, so viele erste Male. Es ist eine Herausforderung, manchmal eine Überforderung, es ist großes Glück und großes Unglück, es ist immer alles und nichts, existenziell, kaum mit Kompromissen beizukommen, ein Fächer an Gefühlen, nicht selten alle an einem Tag.

Eltern werden bedeutet, ein Mensch zu werden, der einem anderen Menschen Liebe, Vertrauen und eine belastbare Beziehung schenkt. Eltern sein ist ein Teil davon, der Teil, über den am meisten und am lautesten gesprochen wird. Obwohl jede und jeder unweigerlich einmal an dieser Kreuzung steht, liegt Eltern werden kaum in unserer Hand. Nicht die Entscheidung, ob wir Eltern werden wollen, auch der Weg zum Elternsein ist von uns nur in Teilen bestimmbar, das Elternsein so individuell wie die Menschen, die diese Eltern sind – die Schattierungen, Facetten, Momente des Elternseins –, und selbst das Elternbleiben entzieht sich unserem Wollen und Planen.

Nicht alle Aspekte von Elternschaft treffen auf alle von uns Eltern und Nicht-Eltern zu, aber auf viele von uns mehr als einer. Nach und nach fallen Tabus um Themen, die Elternschaft betreffen. Man kann nun lesen von und sprechen über die Dinge jenseits von Glück, das lange ausschließlich in der Eltern- und vor allem der Mutterschaft zu liegen schien.

Vielleicht tut es uns gut, wenn wir Menschen uns einander als Eltern zuwenden und Verantwortung übernehmen und Liebe geben.

Kati Hertzsch, im November 2024

*»Ich bin gern jung. Und vielleicht werde ich deswegen auch dann nur Tochter bleiben, als meine Mutter schon lange Mutter war.«*

LENA KIESER

# Kinder bleiben

## Tag

Ich bin in einem Café verabredet, gleich beim Barfüsserplatz in Basel, habe den Kaffee schon vor mir stehen, das winzige Glas Wasser auch, als meine Schwester kommt. Sie hat ein weiß-blau bedrucktes Foulard um, das ich nicht kenne.

»Du siehst erwachsen aus«, sage ich ihr.

»Ich weiß«, entgegnet sie.

Sie dreht sich um sich selbst, macht einen kleinen Knicks, richtet den Knoten des neuen Halstuches. Dann setzt sie sich. Meine Schwester ist vor einigen Monaten sechsundzwanzig geworden.

Als meine Großmutter so alt war, heiratete sie. Das Album der Hochzeit bin ich schon einige Male mit ihr durchgegangen; es sind die Fotos aus ihrer großen Sammlung, die ich am meisten mag, weil meiner Großmutter dabei jedes Mal aufs Neue bewusst wird, wie schön sie war und jetzt noch ist.

Auf den Fotos sind ihre langen Haare geflochten und zu einer Krone hochgesteckt, der Schleier verdeckt die kurze Nase, die geraden Brauen. Sie hat ein weißes, steifes Kleid an, das so aussieht wie das, welches sie bei der Arbeit im Krankenhaus getragen hat, nur ist es zu ihrer Hochzeit ganz aus Seide. Meine Großmutter lacht; neben ihr steht der neue Ehemann.

Kurz darauf wurde sie zum ersten Mal schwanger – davon gibt es keine Bilder –, aber auf den Seiten, die auf die Fahrradtour nach der Hochzeit folgen, ist auf einmal das Baby zu sehen, winzig klein, ordentlich eingepackt, schlafend im Kokon. Meine Großmutter steht daneben und strahlt so breit wie nie zuvor.

Meine Mutter hingegen hat mit sechsundzwanzig meinen Vater kennengelernt. Sie hat Konditionstraining am ASVZ gegeben, mein Vater fragte sie am Ende einer Stunde nach ihrem Mixtape, vielleicht mit dem Handtuch um den Nacken, außer Atem. Er hat die kurze Nase meiner Großmutter, ich weiß, wie er aussah als Student – auch davon gibt es Fotos in der Sammlung –, aber die Situation kann ich mir dennoch nicht vorstellen. Weder meine Mutter im pinkfarbenen Set, noch, dass mein Vater sie gefragt und nicht mehr nur Antworten gegeben hat.

Kurz darauf sind sie jedenfalls zusammengekommen und in die gleiche Wohnung gezogen. Es war auf einer Wanderung, als mein Vater pragmatisch meinte: »Ich finde, wir sollten heiraten.«

Und Kinder kriegen. Natürlich sagte sie Ja.

Meine Schwester kommt mit einer Gazzosa wieder auf die Terrasse. Sie setzt sich zu mir.

Neben uns schiebt sich eine Frau ihre Brille mit dickem rotem Rahmen ins Haar. Sie hat feine Falten um die Augen. Bevor sie sich ihrem Magazin zuwendet, hebt sie die Brauen: Sie hat das kleine Sablé entdeckt, taucht es in ihren Café crème und schiebt es sich wie ein kleines Geheimnis in den Mund.

Meine Schwester zwinkert mir zu.

»Darf ich?«, frage ich sie, und deute auf die Gazzosa. Ich probiere die kalte Zitronenlimonade und komme mir vor wie ein Kind.

Es gibt wohl keine Generation, die sich mit sechsundzwanzig noch so jung fühlen darf wie unsere. So frei, so akzeptiert. Wenigstens hier, in der Schweiz, in der Mittelschicht.

Meine Schwester und ich studieren beide im Bachelor. Sie an der Uni, ich an einer Kunsthochschule, jeweils in dem Fach, das uns am meisten angesprochen hat, auch wenn wir noch nicht genau wissen, wie wir danach unser Geld verdienen werden oder wie unsere berufliche Zukunft aussehen wird.

Vor einigen Monaten sind wir von zu Hause ausgezogen. Wir finden uns zurecht, gehen Nebenjobs nach, zahlen Rechnungen und Steuern, heben Quittungen auf, schauen Dokus an, lesen jetzt auch Zeitung und Sachbuch und gehen meistens schon um zehn schlafen. Doch so richtig erwachsen sind wir nicht: Die Verantwortungen bleiben klein, die wichtigen Entscheidungen teilen wir mit niemandem, wir leben in den Tag, nehmen ihn, wie er kommt, und denken nicht weiter als das Semester, in dem wir uns gerade befinden. Manchmal vergessen wir das Datum.

Nicht, dass das ein Problem ist: Keiner hat was dagegen – am wenigsten wir. Wir spielen gerne rum, bleiben gerne Kinder. Wenn wir erwachsen sein wollen, ziehen wir blau-weiße Foulards an und trinken ganz seriös Café crème.

Anders als meine Großmutter, anders als meine Mutter haben wir beide nicht das Gefühl, dass wir heiraten und eine Familie gründen werden.

Wenn meine Schwester sagt: »Wusstest du, dass laut einer Studie Frauen, die unverheiratet sind, die glücklichste demografische Gruppe ausmachen?«, kann ich mit einem frohen Blick zu der rot bebrillten Frau antworten: »Alles andere würde mich wundern.«

Diese Freiheit und Gelassenheit in Bezug auf soziale Erwartungen, die wir im Café beim Barfüsserplatz an den Tag legen, verdanken wir den Frauen vor und mit uns. Die Akzeptanz, mit der meine Schwester und ich anderen und uns selbst begegnen, die kommt von meiner Großmutter, die uns all ihre Liebe geschenkt hat, uns geduldig gemacht hat und einfühlsam. Das Selbstbewusstsein hingegen haben wir von unserer Mutter, die uns Mut gelehrt hat und den Verstand zu wissen, wie wichtig es ist, auf eigenen Beinen zu stehen. Schon als wir klein gewesen waren, hat sie das vorgelebt. Das Geld, das ihr mein Vater jeden Monat für den Haushalt ausgezahlt hatte, reichte nur, wenn sie an allen Enden sparte. Sie vermutete, dass mehr drinlag, manchmal sagte meine Mutter auch, dass das Minimum doch nicht das richtige Leben sein könne. Aber darauf antwortete mein Vater jeweils, dass er doch nur an die Zukunft denke, die wichtiger wäre. Ihm ging es um Leistung, nicht nur bei sich selbst, sondern auch bei uns.

Meiner Mutter jedoch ging es genauso sehr ums kleine Glück wie ums große: um Schokolade für die Kinder, auch wenn sie nicht eine Woche lang alle Tischregeln eingehalten hatten. Um Ferien am See, einfach so. Um ein neues Buch, bevor das alte ausgelesen war. Um die Großzügigkeit.

Also ging sie wieder arbeiten. Erst als Journalistin, wie vor der Hochzeit. Dann, mit Ende vierzig, hat sie eine zweite Ausbildung gemacht und wurde Sekundarlehrperson. Die Vorstellung, die sie mit sechsundzwanzig von einem Familienleben gehabt hatte, einem glücklichen Leben, in dem man füreinander da ist und einander zuhört, diese Vorstellung wurde für sie nicht wahr, das nicht. Aber dennoch, und vielleicht deswegen, hat sie uns nicht nur beigebracht, zu wünschen und zu träumen, sondern auch, nie aufzugeben.

An der Vitrine im Café suchen meine Schwester und ich uns jetzt Zitronenkuchen aus, bleiben noch lange sitzen und reden. Als das Café schließt, sind wir und die Frau mit der roten Brille die Letzten, die gehen. Sie blinzelt uns zum Abschied zu, vergnügt.

Meine Mutter fragt nicht nach, ob ich einen Freund oder eine Freundin nach Hause bringe oder wie's denn aussieht mit dem Kinderkriegen. Sie sagt mir manchmal, dass sie stolz auf mich ist. Auf die Person, die ich bin, auf das Studium, das ich mache, auf meine Unabhängigkeit. Einmal sagte sie, ich habe Chuzpe. Wenn ich daran denke, laufe ich automatisch aufrechter. Ich bin gern ihre Tochter. Ich bin gern jung. Und vielleicht werde ich deswegen auch dann nur Tochter bleiben, als sie schon lange Mutter war.

## Nacht

Ich liege im Bett. Drehe mich auf die rechte Seite, stopfe das Kissen unter den Kopf und schaue ins Schwarz. Ich denke nach. Es ist schon richtig, dass sich keine Generation mit sechsundzwanzig so jung fühlen kann und darf. Ist es aber nicht auch so, dass sich keine Generation so jung fühlen muss, weil das Altwerden nicht mehr vorzustellen ist? Eine vorhersehbare Zukunft, wie sie meine Großeltern und auch meine Eltern hatten, die gibt es nicht mehr.

Die Zeit ist die gleiche. Minute bleibt Minute, und Stunde bleibt Stunde. Und doch wird alles schneller und kürzer. Angefangen bei der Aufmerksamkeitsspanne der Menschen, bei der Dauer von Trendzyklen in den Medien und der Mode. Ein Film, den wir diesen Monat lieben, haben wir in drei weiteren vergessen, It-Girls werden in einer Nacht geboren und wieder begraben, Diskurse werden angefangen, aber wenn sie mehr als 8,6 Sekunden dauern, schenken wir unsere Aufmerksamkeit mit großer Wahrscheinlichkeit schon einem anderen Video. Was heute richtig ist, ist morgen falsch.

Ich ziehe die Beine an, mache mich winzig unter der Decke und schließe die Augen. Schon als ich klein war, hat mir mein Vater auf Wanderwegen entlang Moränen gezeigt, bis wohin Gletscher eigentlich gereicht haben. Ich denke an seine Skitourenfotos, die er uns zum Beweis zu Hause gezeigt hat, ich auf seinem Schoß.

Ich stehe wieder auf, hole mein Handy und google. Mir tut das Herz weh, als ich lese, dass der Aletschgletscher allein in den letzten zwei Jahren so viel Eis verloren hat wie insgesamt zwischen 1960 und 1990. Die Temperaturen steigen. Wenn ich jetzt Permafrost, seinen Rückgang und die damit verbundenen Konsequenzen recherchiere, weiß ich, dass ich nicht mehr einschlafen kann. Ich google weiter.

Der *Guardian* fragte Anfang 2024 mehrere Hundert Klimaforscher:innen, ob ihrer Meinung nach das Zwei-Grad-Ziel noch erreicht werden könne. Fast 80 Prozent antworteten, dass sie eine globale Erwärmung von mindestens 2,5 Grad Celsius erwarten, 50 Prozent sogar eine von 3 Grad Celsius.

Die letzten zehn Jahre waren die heißesten Jahre seit Beginn der Messungen 1880. Im Februar 2024 gab es zum ersten Mal vier aufeinanderfolgende Tage mit globalen Durchschnittstemperaturen, die mehr als 2 °C über den vorindustriellen Werten lagen. Und das, obwohl 195 Staaten bei der Klimakonferenz 2015 das Pariser Abkommen unterzeichnet haben. Katastrophen kamen nie allein, aber bald kommen sie jeden Montag.

Bevor ich das Handy weglege, schreibe ich meiner Schwester, dass ich sie schon vermisse. Darauf schreibt sie »dito«, und das bringt mich immerhin zum Lächeln.

Ich frage mich, was ich tun kann. Wie viele andere Menschen lebe ich vegetarisch, fast vegan. Ich achte auf meinen Konsum und kaufe so ein, dass ich kaum etwas wegwerfen muss. Ich fliege nicht mehr. Aber ich weiß, ich muss noch mehr tun, und denke gleichzeitig, dass es nie genug sein wird.

Die Entscheidung, keine Kinder zu wollen, fühlt sich für mich persönlich an, aktiv und selbstbestimmt. Aber ich weiß, für viele andere in meinem Umfeld ist ein Nein nur noch eine Reaktion. Abgesehen von denen, die aus unterschiedlichen Gründen keine Kinder bekommen können, haben die anderen eine zu große Angst, ihrem Kind nicht eine gleich gute Welt oder eine bessere schenken zu können als diejenige, die wir jetzt noch haben.

Ich denke auch an die wenigen Freund:innen, die auf die Frage: »Willst du Kinder kriegen?« mit Ja antworten. Mit Ja und jedes Mal mit: »Ich weiß, das ist egoistisch.«

Und wenn sie damit nicht den Klimawandel meinen, dann die geopolitische Lage, sie deuten die Kriege an, die nicht zu Ende gehen; in der Ukraine, im Jemen, in Gaza. Sie deuten an, dass rechtsextreme und rechtsradikale Parteien in Europa und in der ganzen Welt an Macht gewinnen. In jedem »ich weiß« liegt Rechtfertigung, Defensive. Liegt die Gegenfrage: Darf ich noch ans Kinderhaben denken?

Ich schlucke und mache die Augen fest zu. Das kann doch nicht sein. Ich fühle Wut und Trauer und denke, das eine ist das andere in kursiv geschrieben.

## Morgen

Meine Großmutter sagt gern, man müsse einen Tag nach dem anderen nehmen. Als ich am nächsten Morgen aufstehe, in das Licht blinzle, denke ich, dass es doch sein kann. In zehn Jahren, mit 34, vielleicht möchte ich dann Kinder haben. Wer weiß das schon.

Weil ich mich verliebt habe.

Weil mir nicht automatisch nur weiblich sozialisierte Personen in den Sinn kommen, wenn ich ans Kinderhaben denke.

Weil wir alle nicht nur gleichgestellter, sondern gleichgestellt sind.

Weil ich kein weiß-blaues Foulard mehr brauche, um erwachsen zu spielen, sondern die Erwachsene auch bin.

Weil ich nicht nur auf eine bessere Zukunft hoffe, sondern auf sie vertrauen kann.

Und weil ich einem winzigen Wesen irgendwann alle Liebe geben kann, die ich habe, und dann noch mehr. Denn es gibt nicht vieles, das ich mehr bewundere als Herzen, die wachsen – über sich hinaus oder zum ersten Mal groß.

*»Ein Kind, Großer Junge,*
*lass uns ein Kind machen.«*

MARIA-CHRISTINA PIWOWARSKI

# Das Kirschenkind und ich

In diesen magischen Tagen wird mein großes Kind einundzwanzig Jahre alt. Einundzwanzig. Jahre. Alt. So alt wie ich damals war, als ich dieses Kind bekam. Bis vor ziemlich genau fünfzig Jahren war man erst dann volljährig. Nur auf dem Gebiet der DDR galt man schon immer mit achtzehn als erwachsen, dort, wo ich vor der Wende geboren bin, er lange danach.

Ich bin gerade zweiundvierzig geworden, bin jetzt also doppelt so lange auf der Welt wie dieses mein erstes Kind – und nehme immer häufiger Momente wahr, die mich in das grenzenlose Staunen über dieses Wunder zurückwerfen, ein Staunen, das ich so gut aus unseren Anfängen erinnere. Seinem Beginn in dieser Welt, meinem Beginn als Mutter.

Die Magie dieser Tage kommt nicht nur von den Zahlen, sondern vor allem von der Erinnerung an diesen Jahrhundertsommer 2003, die mich jedes Jahr im Juli überkommt, in dem wir beide geboren sind, das Kirschenkind und ich. Ich stand bis in den achten Monat hinein auf einer klapprigen Leiter in einem kleinen Dorf am Oderhaff und habe den biestigsten Staren und höchsten Ästen Kilo um Kilo abgetrotzt. Bis heute esse ich keine Kirsche, ohne daran zu denken, ohne mich an dieses Gefühl zu erinnern, das Kind in meinem Bauch strampeln und glucksen zu spüren, die Holzsprossen unter meinen nackten Füßen zu tasten, die würzige Wärme der Kiefernwälder rund ums Dorf zu riechen und den algenschillernden See, dessen Wasser sich seit Wochen zurückzog und faulenden Schlick am kleinen Strand hinterließ, der das Baden unmöglich machte, gerade als wir Abkühlung dringend nötig hatten.

Auf diesem See war ich im Winter zuvor Schlittschuh gelaufen. Nachdem sich die letzten Gäste Anfang Oktober verabschiedet hatten, war in der *Villa* nicht mehr viel zu tun. Ich putzte nach und nach vom Keller bis unters Dach, sortierte den Sommer aus, machte das Haus winterfest, lagerte die Terrassenmöbel ein, lockte die Rehe mit Eicheln an. Ich versuchte jeden Tag eine andere Strecke spazieren zu gehen und las mich ab Dezember durch die früh dunkel werdenden und doch endlos scheinenden Tage. Abends um sechs öffnete ich den Kneipenbetrieb für die Dorfleute, zapfte Bier und schrieb an, wenn die Sozialhilfe mal wieder nicht reichte. Hier lernte ich den *Großen Jungen* kennen, drei Monate jünger als ich, der mich rührte mit seinem Suchen nach etwas, das vor allem anders war als dieses Kaff am Haff, in dem er groß geworden war und aus dem er nun nicht loskam, weil die Großeltern den Hof nicht mehr allein bewirtschaften konnten und seine Mutter jeden Tag im Morgengrauen in die Kreisstadt mit dem kleinen Hafen fuhr, um auf den Butterschiffen zwischen Polen und Vorpommern Kaffee im Kännchen und Bienenstich zu servieren. Sein Lockenkopf ließ sich regelmäßig an meiner Theke blicken, seit ich im Mai aus der fernen Stadt angekommen war. Im Sommer hatte ich ihn zwischen den ganzen Übernachtungsgästen kaum wahrgenommen, während ich zwischen Küche und Zapfhahn hin und her jagte, meine Tage morgens um sechs damit begannen, das Frühstücksbuffet vorzubereiten, und ich mich spät nachts, nachdem der letzte Tiefkühlzander gebraten und die Tische ein letztes Mal gewischt waren, fußschwer in mein Zimmer im ersten Stock schleppte. Als die Saison vorbeiging, unterhielten wir uns plötzlich immer länger; er lieh sich Bücher von mir, wir sprachen darüber, irgendwann half er mir beim Gläserspülen, irgendwann kam er abends mit in Zimmer 1 und verließ es noch vor dem Morgengrauen wieder, um seinen Großeltern die Stube einzuheizen. Die Zeit dazwischen war schön. Abends hielt ich unauffällig Ausschau, bis ich seine blitzblauen Augen wieder in der Kneipentür sah und nach Feierabend mit meinen Fingern durch seine lämmchenlockigen Haare gleiten konnte.

Ein Kind wollte ich haben, seit ich denken kann. Hier im Osten, in einem Dorf, das mich mehr an mein Zuhause erinnerte als alle anderen Orte, durch die ich seither gekommen bin. Ein Kind, *Großer Junge*, lass uns ein Kind machen. Er hielt das für eine gute Idee. Er würde einen Apfelbaum auf die Plazenta pflanzen.

Als der Winter knackig kalt wurde, brachte er mir ein Paar Schlittschuhe mit. Das Werder mitten auf dem See war als Vogelschutzgebiet der Gemeinde ausgewiesen. Der See selbst war im Osten bereits polnisch. Mit dem Boot musste man im Sommer höllisch aufpassen, dass nicht der Grenzschutz kam, wenn man die Insel rechterhand zu weiträumig umschiffte.

Ich war seit meiner Kindheit nicht mehr Schlittschuh gelaufen und übte nun jeden Tag nach meinen Winterspaziergängen. Mitte Januar war ich so sicher, dass ich ohne schlimmere Stürze bis fast zur Insel glitt. Selbst die Dorfälteren konnten sich nicht mehr erinnern, wann das Eis zuletzt so zuverlässig getragen hatte. Jetzt wurde sogar von Zigarettenschmuggel mit Autos über den gefrorenen See getuschelt.

Auf dem Werder lebte auch im Winter eine Herde wilder Schafe. An meiner Theke erzählten die Dorfleute in märchenhaftem Ton von den Ruinen des alten Gutshofs auf der Insel, in dessen Keller die älteren Tiere sich zum Sterben zurückzogen. Alles voller Schafsgerippe, raunten sie mit bedeutungsvoll aufgerissenen Augen. Ich wollte das unbedingt sehen und hatte mir die zusammengebundenen Turnschuhe um den Hals gehängt und die Mütze tief über die Ohren gezogen. Für den Weg übers Eis brauchte ich fast eine Stunde, der See ließ hier und da ein dumpfes Hallen hören. Meine Kufen kratzten beruhigend gleichmäßig über das dicke Eis. Sonst Stille. Als ich ankam, war ich durchgeschwitzt trotz der Minusgrade.

Ich fand keinen sagenumwobenen Tierfriedhof. Bevor ich umkehrte, schaute ich noch mal lange nach Norden Richtung offenes Haff. Und für einen Moment kam es mir vor, als wäre ich auf dieser unbehausten Insel zwischen zwei Ländern ganz allein auf der Welt, als würde das Universum sich irgendwo außerhalb dieses Nichtortes ohne mich neu formieren und als könnte ich vom Rand des Werders plötzlich wie vom Rand der Erde fallen, so unbeobachtet, so unverbunden fühlte ich mich. Nicht einmal einsam, eher unabhängig von allem, lose. Und während ich diesen Gedanken nachhing und die klirrende Kälte darüber fast vergaß, *wusste* ich urplötzlich, einer Eingebung gleich, dass sich gerade eine Nabelschnur in meinem Uterus wie ein Anker ausgeworfen hatte.

Das Kirschenkind kam Ende Juli zur Welt. Ein wenig zu früh. Es war ein Montag, und ich traute meinem eigenen Körper nicht über den Weg. Den Schmerz kleinreden, runterschlucken, wie immer. Bitte jetzt kein Drama machen. Im Sommer war ich eigentlich nicht abkömmlich. All die müden Radfahrer, die sich am Oder-Neiße-Radweg eine Pause gönnten und nichts dringender brauchten als ein frisch gezapftes Bier und einen in viel Fett gebratenen Tiefkühlfisch. Aber es half nichts. Ich tippte auf eine Nierenbeckenentzündung, dieser Schmerz im Rücken. Als ich dann nachmittags doch zur Ärztin in die Kreisstadt fuhr, blickte sie mich fassungslos an, weil der Muttermund schon halb geöffnet war. Mutter. Mund. Sicherheitshalber in die Hansestadt mit mir, dort gibt es an der Uniklinik eine Neonatologie, ein Wort, das ich noch nie gehört hatte. Der Krankenwagen holperte die siebzig Kilometer an Usedom vorbei bis zum Bodden. Ich spürte jedes Schlagloch und versuchte trotzdem oder gerade deshalb, Witze zu machen – und keine Umstände.

Nie werde ich vergessen, wie die Hebamme mich anschnaubte, Frühchen werden im Liegen entbunden, als ich höflich nach einer Wassergeburt fragte. Frühchen also. Dann kam eine Ärztin, sie war gut gelaunt. Dann kam mein Kind. Alle Gefühle sofort wieder als heutig aufrufen können. Diese Sorge, diesen Schmerz, diese Aufregung in tieferen Schichten gespeichert haben. Im Augenwinkel der *Große Junge*, der gerade noch rechtzeitig dazukam und dann still zusammensank, irgendwo auf dem Stuhl am Fenster, während ich fühlte, wie etwas riss. Das feuchte Wesen zwischen meinen Knien liegen sehen, es nicht fassen können. Diese Freude, die von woanders kam, die nicht von hier war. Diesen Satz erstmals richtig verstehen: Nicht von dieser Welt. Die Nabelschnur selbst trennen müssen. Das jetzt auf keinen Fall jemand anderen machen lassen können. Die knorpelige Knotigkeit dieser Kordel wahrnehmen. Unser Band. Diesen Anker lichten. Die kleinen Fingernägel bestaunen, den zarten Flaum auf den Schultern streicheln, die Perlenkette der Wirbelsäule erfühlen und erschauern: Wie zerbrechlich dieser Mensch ist. Ihm einen hebräischen Namen geben, der bedeutet, dass Gott heilt, dabei an meine tote Großmutter denken. Spüren, wie mein Herz sich ausdehnt. Wie für einen Moment die ganze Welt darin unterkommen kann. Als sie ihn in den Brutkasten legen mussten und ich nicht bei ihm bleiben durfte über Nacht, überkam mich die schlimmste Sehnsucht, die ich in meinem Leben je kennengelernt habe. Heimweh nach diesem einen kleinen Menschen. Ich weinte schlimm und pumpte die Milch und fuhr sie zehn Tage lang durch den heißesten Sommer. Dann durfte ich ihn endlich mitnehmen.

Zwei Tage lang legten wir uns ins Bett, er und ich. Danach sah er mir beim Zanderbraten zu, während ich für ihn Brechtlieder sang, *Surabaya Johnny*. Manchmal weinte er, dann legte ich ihn in die Arme von Frau Ruh, die weiche Runzeln und einen weißen Zopf hatte und in meiner Küche Rast machte, wenn sie vom Schwimmen kam. Sie schwamm jeden Tag von April bis Oktober und hatte geduldige Arme.

Der *Große Junge* ging zur See, das klang wie nach einer anderen Zeit, und das war es auch. Die Uhren tickten anders. Und ich merkte, dass ihr Pendel so schlug, wie ich es für meinen Sohn nicht wollte. Nach einem Jahr verließ ich mit dem Kind das Dorf, im Zickzack von Ort zu Ort. Es zog mich zurück in die Städte. Dieses Kind dockte mich wieder an, an eine Belebtheit, vor der ich zuvor geflohen war. Nichts habe ich richtig gemacht mit diesem Kind, es nur geliebt bis zum Mond und zurück. Seinen ersten Geburtstag haben wir fast verschlafen, in einer Plattenbauwohnung in Eggesin, so unendlich müde war ich an diesem Tag. So viel ist schiefgegangen zwischendurch beim Versuch zu leben und zu werden, für uns zu sorgen – irgendwann auch wieder eine Beziehung zu führen, Familie zu versuchen. Dass es trotzdem so glücklich und ... ja so gelungen ist, dass er der tollste Mensch geworden ist, den ich mir vorstellen kann, ist nicht mein Verdienst. Wir kamen in den folgenden Jahren bis nach Berlin. Ich bin nie wieder Schlittschuh gelaufen.

Als er in die Schule kam, war ich 28 Jahre alt, frisch verheiratet, die Liebe war noch in Folie gewickelt, und schwanger mit seinem Bruder. Die Hauptstadt legte neue Maßstäbe an mich. Alles wollte ich jetzt richtig machen beim zweiten Mal. Den Yogakurs für werdende Mütter im Prenzlauer Berg, die Hausgeburt, die bereitgelegten Wolle-Seide-Hemdchen neben all den sanften und klugen Ratgeberbüchern und Aromaölen. Ich habe den kleinen Bruder ein Jahr lang gestillt, viele Jahre getragen, mit Bio-Pastinaken gefüttert und nach anthroposophischem Ratschlag spät geimpft.

Zwei Kinder, zwei Väter, na klar. Aber dass der vermeintlich erwachsenere Weg beim zweiten Mal leichter gewesen wäre, kann ich nicht bestätigen. Wo stand es noch mal? *Die Tage sind lang, aber die Jahre kurz.* Jetzt, wo mein Erstgeborener einundzwanzig Jahre alt wird, verstehe ich diesen Gedanken erst wirklich. Als der Sohn mir im Wortsinn über den Kopf wuchs, habe ich Fotos von uns gemacht. Da war er so alt, wie sein Bruder jetzt ist, und hat es pubertätstypischerweise gehasst, fotografiert zu werden. Seit einer Weile ist er ein großzügiger Lächler auf unseren Bildern. Damals habe ich mich geärgert. Heute denke ich, dass kein Ärger seine Zeit wert war.

Viele meiner Freund:innen sind sehr viel später Eltern geworden, manche erst vor Kurzem. Manche gar nicht. In vielen Fällen wohl bewusst, freiwillig, aber oft denke ich auch, dass diese Tür, in der wir zugänglich für so eine durchdringende Lebensveränderung sind, sich genau zur falschen Zeit und viel zu schnell schließt. Weil wir zu viel wissen? Weil wir zu viel fürchten? Wie wenig Gedanken durfte ich mir beim ersten Kind machen. Diesen Wunsch zu spüren und ihm nachzugeben. Vielleicht war das der größte Luxus meines Lebens. Diese selige Leichtigkeit wog so viel auf – und rettete uns auch durch tosende Stürme.

Das große Kind und ich waren neulich, schon zur besten Kirschenzeit, gemeinsam in der Stadt unterwegs. Er erzählte mir von seinem Tag, wir aßen Pommes irgendwo, ich fragte ihn nach einem Rat. Ich sah zu ihm auf und freute mich über seine Lämmchenlocken – und sah ihn wie zum ersten Mal. Noch immer durchfährt mich ab und zu die Liebe zu ihm wie ein unwillkürlicher Blitz, erinnert mich an mein auf ewig geweitetes Herz. Ich legte den Arm um seine Hüfte, lehnte mich für einen Moment an seine Schulter und hielt nach einem Stand Kirschen Ausschau.

*»Ich weiß, dass es richtig war,
dieses Kind nicht zu bekommen,
wenn auch vielleicht aus den
falschen Gründen.«*

THEA STRUVE

# Abruptio

Ich bin 23, als ich das erste Mal einen positiven Schwangerschaftstest in Händen halte. Meine beiden Schwestern und meine Mutter sind etwa im selben Alter Mütter geworden. Ich bin Studentin, im sechsten Semester, aus denen am Ende zwölf werden sollen.

Die Jahre davor waren wilde Jahre gewesen. Nach dem Abitur ziehe ich Hals über Kopf in eine andere Stadt, einem Mann hinterher. Das erste Studium geht schief, Internationale Betriebswirtschaft an einer neu gegründeten, renommierten Fachhochschule im Süden Deutschlands. Und nach nicht einmal zwei Jahren, in denen ich kaum studiert, viel gearbeitet, viel geliebt und getanzt hatte, fand ich mich plötzlich im Winter in einem Abrisshaus wieder, in einer ungeheizten Wohnung, die ich mit zwei anderen Studentinnen teilte, und in der es so kalt war, dass das Olivenöl gefror. Nachdem ich knapp einer Verlobung entgangen war, meine erste eigene Wohnung bewohnt hatte, nachdem eine

Freundschaft zerbrochen war und meine erste Arbeitsstelle und auch die erste Kündigung erledigt waren, besaß ich nichts mehr als ein Zimmer mit einer kleinen Musikanlage, einer Matratze, ein paar Klamotten und ein Bügeleisen, um die Blusen für meinen Kellnerinnenjob zu glätten.

Kläglich kam ich von diesem Ausflug in die Welt wieder ins Haus meiner Eltern. Doch die zwei wilden Jahre rächten sich. Auf einmal sollte ich eine Bürgschaft zurückzahlen. Mehr als zehntausend Euro, die ich natürlich im Leben nicht hatte und die ich mir verdienen wollte in einem Café, zwei Schichten pro Tag, drei fünfzig die Stunde. Und studieren wollte ich nun, der Schock war ein heilsamer gewesen, immerhin, und ich schrieb mich für Philosophie und Sprachwissenschaften ein.

Gerade als ich dachte, ich hätte die Kurve noch mal gekriegt, da knallte es. Buchstäblich. Ich habe mich so gründlich und so vom Fleck weg verliebt, wie ich mich nie zuvor und nie mehr danach verlieben sollte. Alles verlosch neben den Stunden, die wir zwischen unseren Schichten im Café nebeneinanderlagen, uns fassungslos vor Glück und berauscht von der Nähe des anderen in die Augen sahen, sahen und schauten und uns fanden, und nichts, aber auch gar nichts anderes mehr wichtig war. Es war Verliebtsein wie in der *Bravo,* eine Teenie-Schwärmerei zehn Jahre zeitversetzt. Doch die Zeit, die alte Enthüllerin, brachte ans Licht, was während der zweisamen Nächte verborgen geblieben war: die Unterschiede, die so mannigfach, so tiefgreifend waren, dass es wirklich nur Liebe hatte sein können, die uns noch für Jahre zusammenhielt.

Wilde Jahre waren auch diese Jahre. Zwischen Studium und Job verletzten und trennten wir uns, versöhnten und vergaben wir uns nie mehr ganz. Ungezählt die Nächte, die wir schreiend und tobend dem anderen unsere Sicht auf die Welt einhämmern wollten, wie ein Gebirgsmassiv die Erwartungen, die wir an uns hatten und die zu formulieren uns die Worte und die Erfahrung fehlten. Keine Waffe war zu brutal, kein Treffer zu mies.

Warum wir beschlossen, gemeinsam Urlaub zu machen, weiß ich nicht mehr. Es sollte unsere erste und unsere letzte gemeinsame Reise sein. Was davon übrig blieb, ist ein Foto, auf dem unsere überlebensgroßen Schatten vor einer Felswand posieren, verbunden durch zwei unnatürlich lange, viel zu dünne Arme, mit denen wir einander festhalten wollten, und Jahre später eine Notiz in meinem Mutterpass – Schwangerschaften mit dieser: 2.

Dass ich schwanger sein könnte, kam mir nicht in den Sinn, obwohl die Symptome ausreichend waren: bleierne Müdigkeit, Übelkeit, eine überempfindliche Nase, sodass ich vom Benzingestank des Motorrads, mit dem wir über die griechische Insel fuhren, regelmäßig kotzen musste. Der Urlaub war für uns beide schrecklich, und nachdem er vorbei war, beschlossen wir, uns endgültig zu trennen.

Nie wollte ich Kinder haben. Das war eine der Sachen, über die wir uns heftig stritten. Ich wollte arbeiten, die Welt sehen, nicht im Sandkasten sitzen und mir das Gebrabbel eines Babys anhören, geschweige denn das der anderen Mütter.

Wann und wo ich den Test machte, auch das weiß ich nicht mehr. Der Besuch beim Frauenarzt: aus der Erinnerung gelöscht. Habe ich einen Ultraschall gesehen? Möglich oder nicht. Die nötigen Schritte, um diese Schwangerschaft zu beenden, werde ich von dort aus unternommen haben.

Nur an das Gefühl während der Tage, in denen ich auf den Termin in der Klinik wartete, an dieses Gefühl erinnere ich mich noch genau. Ich war *schwanger*. Ich fühlte mich schwanger. Vollends. Und ich genoss es. Ich lief die Reihen in den Drogeriemärkten ab, und sah mir die Babyprodukte an, stand vor einer Wand aus Breigläschen, hielt mir die Hand auf den Bauch und meinte zu spüren, was sich darin tat.

Zweifel hatte ich trotzdem keine, und ich bereue es auch heute nicht. Denn diese Erinnerung ist ebenfalls klar und deutlich: der Moment unseres Abschieds, verzweifelt und mit der Erkenntnis, dass wir uns einander nie würden verständlich machen können. Und ein Gedanke, der mich wie eine Leuchtschrift durchzuckte: *Wenn du das Kind bekommst, wirst du ein Leben lang mit diesem Mann verbunden sein.* Eine Vorstellung, die jegliche Babybauch-Träumerei ernüchterte, nicht wegen ihm, aber wegen uns.

Heute bin ich Mutter von drei Kindern und sehne mich nach einem vierten. Ich weiß, dass es richtig war, dieses Kind nicht zu bekommen, wenn auch vielleicht aus den falschen Gründen. Heute beschäftige ich mich beruflich mit Texten und Gedanken zu Mutterschaft und Elternschaft und lese von Frauen, die in anderen Zeiten oder anderen Ländern ihre ungeborenen Kinder gehen lassen wollen oder müssen. Mit welch himmelschreiendem Unrecht diese Frauen konfrontiert, wie sie stigmatisiert wurden und werden, wie sie alleingelassen, gedemütigt und manche von ihnen für ihr Leben verletzt wurden und werden, am Körper und in der Seele, und ich möchte weinen um diese Frauen, und ich möchte still dankbar sein, in einem Land und in einer Zeit und mit genügend Bildung und Selbstbewusstsein aufgewachsen zu sein, sodass ich meine Entscheidung habe treffen können.

Der Eingriff wurde an einem Freitag durchgeführt, die Klinik lag weit außerhalb der Stadt, wo ich vorher noch nie gewesen war. Ich erinnere mich an Bäume, an ein weißes, altes Gebäude, an orangefarbene Bettwäsche, daran, dass alles sehr schnell ging, dass kaum jemand mit mir gesprochen hat, dass mir seltsam war von der Narkose, dass ich danach im Taxi zu meinen Eltern fuhr, die verreist waren übers Wochenende, und mich in meinem Kinderzimmer ins Bett legte und dem Schmerz nachspürte, der in meinem Unterleib wütete.

Eine Schwangerschaft zu beenden – ich sage bewusst nicht *abtreiben,* weil dieses Wort so hässlich und so derb ist, wie der Vorgang womöglich auch wirken soll – ist eine genauso private Entscheidung, wie ein Kind zur Welt zu bringen. Eine Entscheidung, die leicht wie ein Augenzwinkern sein oder einen an den Rand der Kräfte führen kann, die in beiden Fällen nur diejenige Frau treffen soll, in deren Körper diese Naturgewalt stattfindet, und deren Leben bis zu ihrem letzten Atemzug das einer Mutter sein wird. Mit allen Konsequenzen, die das in unserer noch immer patriarchal geprägten Gesellschaft bedeutet. Oder eben nicht.

Um einen Schwangerschaftsabbruch vorzunehmen, ist es in Deutschland verpflichtend, sich dazu beraten zu lassen. Ich saß in einem Amtsgebäude einer jungen Frau gegenüber, die freundlich mit mir sprach, die kaum nachfragte, kaum infrage stellte, die abhakte und ankreuzte und nickte und die am Ende etwas sagte, wofür ich ihr noch heute dankbar bin. Sie sagte: »Dieses Kind wird zu Ihnen zurückkommen.«

Ich bilde mir ein, mein erstes Kind wäre ein Mädchen gewesen. Und ich weiß genau, in welchem meiner beiden Mädchen sie zu mir zurückgefunden hat. Und ich wünsche diesen Mädchen, dass, wenn es in ihrem Leben einmal eine solche Entscheidung zu treffen gilt, sie von Menschen umgeben sind, die nicht urteilen, sondern großmütig sind und herzlich, und die sehen können, dass in einem Verlust auch eine Möglichkeit steckt.

*»Die Frage ist also: Warum will ich unbedingt ein Kind? Will ich überhaupt unbedingt ein Kind?«*

JULIANE STREICH

# Wie ich ständig versuche, ein Kind zu kriegen

Ich hasse es hier. Und trotzdem habe ich viel Geld bezahlt, um jetzt schon wieder hier zu liegen. Mit gespreizten Beinen, während eine Ärztin mir einen Katheter unten reinschiebt – darin eine befruchtete Eizelle. Mein zukünftiges Kind. Also vielleicht. Ich schaue zur Decke, weil ich kaum woanders hinschauen kann in dieser Liegeposition. Ich weiß nicht, zum wievielten Mal ich auf dieses Mobile aus Störchen starre, das genau über meinem Gesicht hängt. Hier, in diesem sterilen, gefliesten, mit Neonlicht ausgeleuchteten Mini-OP-Saal, in dem alle Hoffnungen auf der Wissenschaft, der Medizin, dem Fortschritt liegen, den Blick auf wackelnde Störche aus Papier zu richten – man könnte fast meinen, die Kinderwunschärzte haben Humor.

»So, geschafft, dann legen Sie jetzt mal das Bein über das andere und bleiben noch ein bisschen liegen«, sagt die Ärztin und hebt den Kopf aus meinem Schritt.

Ich starre weiter die Störche an. Na, dann macht jetzt mal euren Job und bringt das Baby! Nach diesem Appell rede ich in Gedanken mit meinem ungeborenen Kind. Sage ihm, dass ich mich freue, dass es jetzt da ist, irgendwo in meiner Gebärmutter, und dass ich mich noch mehr freuen würde, wenn es diesmal bleiben würde. Dann rede ich still mit mir selbst: Jetzt bitte nicht verrückt werden. Und nicht weiter mit Papier-Störchen und ungeborenen Kindern reden. Ich überlege, ob es nicht nur ein ungeborenes, sondern sogar ein ungezeugtes Kind ist. Schließlich gab es keine Zeugung. Also keine im Sinne von Sex.

Das hatte man sich irgendwie anders vorgestellt mit dem Kinderkriegen. Damals, als man noch verhütet hatte. Und irgendwann damit aufhörte, weil der passende Mensch gefunden war und man selbst ja auch schon Mitte dreißig. Und es passierte erst mal gar nichts. Ich weiß noch, wie einc Freundin erzählte, dass sie jetzt schon seit drei Monaten ungeschützten Geschlechtsverkehr habe und immer noch nicht schwanger sei. Ich lachte sie aus, wir probierten es zu dem Zeitpunkt seit fast einem Jahr.

Kurz darauf klappte es tatsächlich, die Freude war groß, aber neun Wochen später erlitt ich eine Fehlgeburt. Wir weinten, kurz danach probierten wir weiter. Ich fragte meine Frauenärztin, ob sie nicht einen Tipp habe. Sie sagte, in diesem Alter könne sie da auch nicht viel machen, und schickte uns zum Kinderwunschzentrum.

Als wir das erste Mal im Warteraum des Kinderwunschzentrums saßen, fühlte sich das komisch an. Ich beobachtete die anderen Pärchen, die hier meist schweigend ausharrten. Schwankte zwischen schwesterlicher Solidarität und dem Gedanken, dass ich nicht so sein wollte wie sie. So erpicht darauf, ein Kind zu zeugen. Ich war ja erst mal nur hier, um checken zu lassen, warum es nicht klappte. Sie untersuchten mich, sie untersuchten die Spermien, sie untersuchten alles Mögliche. Zyklus okay, Eizellen okay, Spermien okay. Empfehlung daher: optimierter Verkehr. Aha. Optimieren hieß, dass ich jeden Monat wieder ins Kinderwunschzentrum gehen musste, um per Ultraschall checken zu lassen, wann der Eisprung war, damit wir zu Hause zur richtigen Zeit Verkehr haben konnten. Zwischendurch fanden sie einen Polypen, er wurde rausoperiert, weiter ging's.

Nach einem Jahr voller optimiertem Verkehr meinte die Kinderwunschärztin, jetzt sollten wir es vielleicht doch mal mit künstlicher Befruchtung probieren. Mehr Optimierung ging nicht. Wir willigten ein, dabei bin ich gar keine Freundin der Selbstoptimierung, ich slacke lieber so durchs Leben. Aber unser Ehrgeiz war gepackt, nach Jahren des Probierens wäre Aufgeben doch Quatsch. Also jetzt das ganze Programm: Fast zwei Wochen lang musste ich mir täglich Hormonspritzen in den Bauch rammen. Manche waren schwierig, es bildeten sich lauter blaue Flecken, ich sah aus wie ein Junkie, der nicht weiß, wo seine Venen sind. Dann die letzte Spritze, die sechsunddreißig Stunden später den Eisprung auslösen sollte. Also stand ich sechsunddreißig Stunden später, morgens um sieben Uhr, nüchtern im Kinderwunschzentrum. Ich musste mich entkleiden und untenrum frei in einem Bett warten, bis ich dran war. Während ich in Vollnarkose versetzt wurde, wichste der vielleicht zukünftige Vater ein paar Räume weiter in ein Glas. Um uns herum taten lauter Pärchen dasselbe. Massenabfertigung, um Eizellen abzuernten und danach zu befruchten. Abernten, so nannten das hier manche Ärzte. Ein passender Begriff. Und die wichtigste Frage: Wie würde die Ernte diesmal ausfallen?

Nach dem Einsetzen der befruchteten Eizelle hieß es dann nach Hause gehen und warten – bis zum Termin für den Schwangerschaftstest zwei Wochen später. Doch der war nicht nötig, ich fing vorher an zu bluten. Das ungezeugte Kind blieb ungezeugt, ich heulte zwei Tage lang. Zu groß war die Hoffnung, die geschürten Erwartungen, jetzt war der ganze Plan im Arsch, der Plan fürs Leben. Doch die Ernte war gut gewesen. Drei weitere befruchtete Eizellen waren eingefroren worden. Wir waren noch lange nicht am Ende.

Die eingefrorenen Eizellen waren angenehmer, keine Spritzen, keine Narkose, der natürliche Zyklus wurde genutzt. Jeden Monat wurde eine eingesetzt, jeden Monat klappte es nicht. Die Tränen wurden weniger, genau wie die Erwartungen. Als es mit der letzten eingefrorenen Eizelle nicht klappte, weinte ich schon lange nicht mehr, murmelte: »War ja klar«, und ging blutend in die Kneipe, weil ich jetzt ja wieder durfte.

Doch dann kamen die großen Fragen: Was nun? Wie lange wollen wir das noch probieren? Wie lange wollen wir noch ins Kinderwunschzentrum gehen? In dieses Kinderwunschzentrum, das für so vieles steht, was ich eigentlich verachte: dass man heiraten muss, damit die Krankenkasse die Hälfte der Kosten übernimmt. Dass es überhaupt nur für Leute ist, die sich das leisten können – eine Behandlung kostet mehrere Tausend Euro. Dass ich mir dort vorkomme wie eine Maschine, die repariert werden muss, damit sie ihren Zweck erfüllt. Ich wollte nie zu diesen Menschen zählen, die in der Fortpflanzung den Sinn des Lebens sehen. Die Frage ist also: Warum will ich unbedingt ein Kind? Will ich überhaupt unbedingt ein Kind? Irgendwie wollte ich immer Kinder, das stand gar nicht zur Diskussion, da wurde nicht viel drüber nachgedacht, es gehörte zum Lebensplan, wird schon passieren irgendwann. Jetzt ist es nicht passiert, und jetzt steht es zur Diskussion. Und da scheinen die Argumente gegen Kinder viel besser. Besser fürs Klima, besser für die Welt, aber auch besser für meinen Körper, für meine Finanzen, für meine Sorglosigkeit. Argumente für Kinder erscheinen mir dagegen komisch emotional. Die bedingungslose Liebe. Dass wir zu zweit jemanden Neues schaffen. Dass man im Alter nicht allein ist. Ich könnte alles sofort widerlegen. Ich weiß genug. Weiß von Müttern, die es bereut haben. Von postnatalen Depressionen. Von alten Menschen, die trotz vieler Kinder einsam und alleine sterben. Was ist, wenn es nicht gesund ist? Was ist, wenn es vor mir stirbt? Werde ich dann jemals wieder glücklich sein? So glücklich wie jetzt? Andererseits weiß ich auch von vielen Menschen, die Kinderkriegen für das Beste halten, was sie jemals erlebt haben. Ich weiß genug? Ich weiß gar nichts. Ich will mir darüber auch keine Gedanken mehr machen, man wird ja verrückt.

Denn noch belastender als all die medizinischen Eingriffe an meinem Körper waren die psychischen Nebenwirkungen der Kinderwunschbehandlung. Das monatliche Warten auf die Menstruation beziehungsweise darauf, dass sie ausblieb. Das ständige Auf-den-Körper-Hören. Mit jeder Behandlung kam auch immer die Hoffnung, dass es diesmal klappte. Die konnte man natürlich versuchen auszublenden, aber ohne Hoffnung würde man die Behandlung ja nicht machen. Und so kam auch jeden Monat wieder die Enttäuschung.

Ich versuchte, beide Gefühle nicht zu groß werden zu lassen. Die Hoffnung nicht, die Enttäuschung nicht. Alles auf mich zukommen zu lassen. Aber alles auf einen zukommen lassen ist schwer, wenn man vorher den ganzen Zyklus durchplant. Andere Planungen machten keinen Spaß mehr. Keine Ahnung, ob ich im nächsten Jahr mit in den Urlaub konnte, aufs Festival, ob ich meinen Geburtstag groß feiern würde. Ich rechnete permanent eventuelle Geburtstermine durch.

Mit jedem gescheiterten Versuch stieg auch die Wut auf die Ärzte. Wieso kriegten die das nicht hin? Was war da los? Dabei trugen sie wahrscheinlich keine Schuld. Im Gegenteil: Sie helfen ja auch vielen, die aus verschiedensten Gründen auf natürlichem Wege keine Kinder kriegen können. Seit

Jahren steigt die Zahl der künstlichen Befruchtungen in Deutschland kontinuierlich. Die durchschnittliche Geburtenrate bei einer In-vitro-Fertilisation liegt bei 22,5 Prozent pro Zyklus. Uns wurde gesagt, dass ich nach vier Versuchen wahrscheinlich schwanger sein würde. Ich rechnete nach und fand den Fehler. Es waren jedes Mal nur 22,5 Prozent!

Wie viele Versuche wollten wir noch wagen? Bis es klappte? Und wenn nicht? Die Wahrscheinlichkeit, dass es beim nächsten Mal nicht klappte, lag – wieder – bei 77,5 Prozent. Es musste Schluss sein irgendwann. Ich war doch nur hergekommen, um checken zu lassen, woran es lag, dass ich nicht schwanger wurde. Inzwischen hatte ich keine Ärztin in meinem Leben so oft gesehen wie meine Kinderwunschärztin. Wir brauchten eine Exit-Strategie. Ein Ende. Wir sagten: Okay, einmal noch das volle Programm: Hormone spritzen, Eizellen abernten, befruchtete Eizellen einsetzen. Dann ist Schluss. Wir sagten auch: Es ist nicht so schlimm, wenn es nicht klappt. Nach jedem gescheiterten Versuch hatte ich mich mehr damit abgefunden, keine Kinder zu haben. Ich mag mein Leben. Ich kenne genug Mütter und ihren Alltag, um zu wissen, dass ihr Leben auch nicht erfüllter und schöner ist als meins. Ich kann mir ein erfülltes Leben ohne Kind vorstellen. Und doch ist da die Angst, dass ich es irgendwann bereue, nicht alles versucht zu haben.

Hier, im Neonlicht unter den Störchen, frage ich mich nicht zum ersten Mal: Was heißt alles? Wenn ich mich in Kinderwunschforen rumtreibe – was man wirklich nicht tun sollte! –, lese ich von Frauen, die seit sieben Jahren in Kinderwunschbehandlung sind. Die in andere Länder reisen, weil es dort noch andere Behandlungswege gibt oder die sich, wenn nichts davon hilft, für eine Leihmutterschaft entscheiden, die in Deutschland verboten ist. Und von Frauen, die von sich selbst sagen, dass sie ihr Leben nicht mehr genießen könnten, weil sich alles nur noch um ihren Kinderwunsch drehe.

Ich will nicht, dass sich alles nur noch darum dreht. Ich bin froh über unsere Exit-Strategie. Die Eizelle, die mir gerade eingesetzt wurde, ist eine von dreien. Wenn es diesmal nicht klappt, sind da noch zwei eingefrorene Eizellen. Letzte Chance.

*»Die Entscheidung,
viele Kinder zu bekommen, ist mein
großes Wennschondennschon.«*

ANTONIA STOLZ

# Wenn schon, denn schon

Das erste Kind kam unerwartet. Ein Versehen, eine Zumutung, eine Katastrophe. Ein Lebewesen, das mein Leben wollte. Ich weinte so viel, dass ich mir Sorgen machte, es könne dem kleinen Wesen schaden. Und dann weinte ich noch mehr, denn ich wollte dem kleinen Wesen ja nichts Böses. Aber es ließ sich nicht ändern, ich war dem Teenage-Mum-Alter nun schon um zehn Jahre entwachsen, der Mann sagte dauernd die richtigen Dinge, die Ärztin meinte, alles sei bestens. Wir fanden sogar eine Wohnung in München.

Ich nahm mir vor, mich selbst nicht zu verlieren, mein Kind ist bestimmt mein Kind und passt insofern genau zu mir und in mein Leben. Wir würden das zusammen schaffen, lachen, weinen, reisen. Eine kleine Hand in meiner etwas größeren Hand. (Was ich vor dem ersten Kind nicht wusste: 1. kalt duschen bereitet nicht auf Geburtsschmerzen vor 2. keine Kässpätzle, wenn die Wehen schon angefangen haben 3. einmal Briefmarken kaufen am Tag rettet nicht vor Einsamkeit, selbst bei minus zehn Grad)

Als sie da war, nannte ich sie meine kleine Fee. Unglaublicherweise hatte die kleine Fee es geschafft, mein Leben vollkommen zu verzaubern, ohne es mir wegzunehmen. Alles war ganz anders und trotzdem definitiv meins. Mit allem Drum und Dran, schlimm und schön, wach wandelnd und im Schlaf. Wir waren drei Menschen, eine kleine Familie, ein großer Spaß, und völlig außer Frage stand nur, dass wir noch mehr werden wollten.

Die Ideen gingen uns nicht aus. Wir wurden uns auch nicht zu viel. Die Zukunft war offen und der Horizont durch das Kind nicht kleiner geworden. Wir hatten vor allem ein Bild davon, was und wie wir nicht sein wollten. Wir zogen nach Berlin, Kitasuche, WG-Alltag, Familienalltag. Wir gründeten und zwischendurch kam unser zweites Kind. Ausruhen würde ich mich danach.

Auf den Namen einigten wir uns wenige Stunden vor der Geburt. Die kam dann auch prompt und ich dem Kreissaal fliegend näher, auf der Liege, alle rennen, alle schreien. Dieses Kind hatte Lust auf Leben, also wieder eines, das zu uns passt.

Die große Schwester wartete auf die kleine mit Enthusiasmus. Schon seit Monaten, bei jedem

Klingeln an der Tür wäre sie bereit gewesen. Die tatsächliche Ankunft wurde begeistert gefeiert, das neue Leben ein Teil von uns. Um uns den glücksumnebelten Kopf wieder zurechtzurücken, waren die Wochen nach der Geburt ein einziger Schmerz mit Betäubung, aber ohne Ausweg. Von wegen Pause. Wochenlang bestand ich ausschließlich aus Brüsten und Tränen. Verschwommene Zeit mit Blut, Milchstau, Panik und Schweiß. Auch: weißes Bett und Sonnenlicht, ihr geknicktes Ohr und mein volles Herz. Mein Sommerkind.

(Inzwischen habe ich gelernt: 1. Langeweile gibt es nicht, und für deine gute Laune bist du ausschließlich und immer selbst verantwortlich 2. Niemals bei fremden Leuten für den rosa Plüschanzug entschuldigen, du fühlst dich hinterher noch schlechter 3. Wochenbett mit Geschwistern ist nicht dasselbe)

Das Leben mit zwei Kindern zwischen Arbeiten, Gleichberechtigung, Spielplatzfreunden, Abendessen, noch schnell eine Fernreise vor dem zweiten Geburtstag. Im Alltag mobil zu bleiben ist eine Herausforderung, das neue Lastenrad ein Stück Unabhängigkeit, fahrende Freiheit, auch wenn es sich im Sommer mit offenen Haaren besser genießen lässt. Die Mädchen gehen zusammen durch dick und dünn. Wir Großen versuchen das auch. Aber die Sache mit der gleichberechtigten Gestaltung und den vielen Ideen, dem Streiten um die Zeit und dem Lieben mit der Zeit bedeutet, immer wieder eine Balance zu finden. Vielleicht ist es eher ein Seiltanz in luftiger Höhe. Wer kann da nicht mehr wollen?

Faszinierenderweise begannen uns die Leute zu fragen, ob wir jetzt wohl fertig wären mit dem Kinderkriegen. Ich gewöhnte mir an, vorsorglich zu übertreiben, viele Kinder wären toll, fünf oder sechs, wären da nicht die Schwangerschaften, mal sehen. Überraschtes Lachen, schockierte Ungläubigkeit. Besser keine Erwartungen an uns haben, wir bestimmen das selbst.

Als ob ich gierig wäre. Und dann das Infragestellen. Bin ich gierig? Mein Umfeld hatte sich verändert. Beim ersten Kind fühlte ich mich allein, denn ich kannte nur wenige andere Familien. Nun waren da viele mit Kindern in allen Schattierungen von Zufriedenheit um uns. Auch immer mehr Freundinnen, für die das Schwangerwerden zum Kampf wurde. Nahmen sie mir meine Kinder übel? Das Thema hatte sehr viel mehr Facetten bekommen.

Ich will das volle Leben. Ich will voll im Wind stehen, nicht ein bisschen. Ich will mehr davon, von allem. Es ist mein einziges Leben.

Schwangerschaften hingegen mochte ich nie. Diese langsame Übernahme meines Körpers, die maximierte Schwerkraft, die Dehnbarkeit der Zeit (im krassen Gegensatz zur Dehnbarkeit der eigenen Haut).

Wir warteten auf das dritte Kind, die Mädchen nahmen gegensätzliche Positionen ein bei der Frage, ob ein kleiner Bruder oder eine dritte Schwester zu bevorzugen sei. Gemeinsam starrten wir beim Ultraschall auf ein Bild, dass der Ärztin viel sagte, mir ein bisschen und ihnen gar nichts. Ein Junge diesmal. Der Jubel trat bei der einen drei Sekunden verzögert ein. Wir freuten uns alle so. Am meisten, als er dann endlich da war. Was für ein bezauberndes Kind, weich, lustig und stark. Alles an ihm war ein bisschen größer. Es stürmte, als er auf die Welt kam, und ich versuchte, der Hebamme meine Theorien über Fehler, Frauenhass und Grausamkeiten der Natur zu erläutern. Sie sagte, ich solle mich mal konzentrieren, das Kind sei gleich da. So ist es. Immer wenn man gerade einen guten Gedanken gefasst hat, weltbewegende Einsichten mühsam formuliert, ist was mit den Kindern. (Noch mehr Wissen: 1. Nachwehen sind der Gipfel der Gemeinheit, eine absolute Unverschämtheit 2. Von einer Schwangeren mit zwei Kindern im Lastenrad am Berg lassen sich Männer ungern überholen, selbst wenn sie den Elektromotor dann gesehen haben 3. Mit drei Kindern loszukommen braucht dreifach so lange – manche Dinge addieren sich schlicht auf)

Mit drei Kindern waren wir mehr als die meisten Familien. Wir waren viele, laut, fröhlich, motzig, immer alles ein bisschen mehr als andere. Es macht einen echten Unterschied, wenn wir in den Raum kommen. Deshalb war es gut, dass der letzte WG-Mitbewohner auszog, wir übernahmen die Wohnung ganz und freuten uns über mehr Platz und mehr Selbstbestimmung. Das Chaos ist besser zu ertragen, wenn einen niemand dabei beobachtet. Genug los ist bei uns immer.

Unterstützung trägt uns. Das Netz ist stark, meine Geschwister wohnen nah, die Freunde nicht weit. Unsere Eltern leben in der Ferne, aber sie kommen, wenn wir sie brauchen (und auch sonst). Wir sind gern zusammen, unser kleines Dorf in der großen Stadt. Unser Alltag ist verknüpft, im Kleinsten austariert, Cousinen übernachten, irgendjemand geht immer noch einkaufen, Abendessen lässt sich leicht für viele strecken. Auf dieses Netz verlassen wir uns. Denke ich darüber nach, bin ich sehr dankbar. Gleichzeitig ist es erschreckend. Ich kann mich selbst nicht wegdenken, trotz allem nicht rausnehmen. Panik packt mich, was alles passieren könnte. Ich falle nicht aus. Ich falle nicht aus, ich falle nicht aus.

Anders wichtig, aber genauso bestimmend für unser Funktionieren ist die spröde Kinderbetreuung und die fortwährende Suche, die richtige für uns zu finden. Nach einer privaten Kita in München, die für vier halbe Tage so viel kostete wie meine Wohnung davor allein, suchten wir in Berlin (diesmal entscheidend bezahlbarer) eine Weile, waren nicht zufrieden, etwas rau, etwas unpersönlich das Ganze. Wieder wechseln und lange Wege, nachdem wir endlich die Zusage in einer zweisprachigen Kita erhalten hatten. Der Plan war gut, um beide Sprachen abzudecken. Aber alles hat zwei Seiten, das Team zerstritten, viele neue Gesichter und Innigkeit nur im Gegenzug für Kitaputz und Elternabende, die länger dauerten als jeder Sommerabend auf dem Balkon, nur nicht ganz so schön.

Mit der Ankunft unseres ungestümen Jungen begann alles wieder von vorn, ein Jahr zu Hause, abwechseln, austarieren. Bevor er eins war, kam seine größte Schwester in die Schule. Die französisch-deutsche Grundschule allerdings liegt nicht in der Nähe der bilingualen Kita, und lange Wege in beide Richtungen sind nicht möglich. Die Zweite wechselte also wieder die Kita, ihre Tage plötzlich so lang wie die der Ganztagsschule. Wohin denn nun der Junge? Noch ein bisschen zu Hause überbrücken ... Unsere Kinderbetreuung ist wie Tetris. Nie passt alles zusammen.

Dann kam eine Pandemie, und Tetris ist abgestürzt.

Wir sind daran nicht kaputtgegangen. Vielleicht hatten wir auch keine andere Wahl, aber selten waren wir so konsequent wie während dieser Zeit. Erst die Familie, dann der Rest. Unsere Unternehmungen welkten, gingen fast ein, fielen in einen Dornröschenschlaf. Unsere notgedrungene Flexibilität wurde missverstanden als annehmbarer Zustand. Wir strengten uns an, uns nicht hängen und die Kinder nicht im Stich zu lassen. Kopf hoch, lächeln. Doch kein einziges Mal wurde uns Hilfe angeboten. Aber die Kinder waren fröhlich, es fehlte ihnen an nichts, auch nie an sozialen Kontakten. Wir waren nicht einsam. Brutal zurückgeworfen auf den kleinen Kreis. Ein Glück, war der kleine Kreis nicht zu klein, und es war ständig wild, fröhlich und turbulent. Der in seiner eigenen verqueren Art und Weise ideale Moment für ein viertes Kind.

Die Schwangerschaft zog sich, genau wie die Pandemie. Hoffnung und Erschöpfung meine ständigen Begleiter. Bei meiner Frauenärztin weinte ich, weil sie fragte, wie es mir ginge, und ich einfach nicht mehr konnte.

Weihnachten lag hinter uns, anders als sonst, aber schön und mit einem glitzernden Baum bis zur Decke unseres Berliner Altbaus. Ein neues Jahr, die Welt war dunkel, aber unser viertes Kind ist ein helles Licht. Welch großes, unbegreifbares Glück. Die Wehen waren schon viel zu kräftig, diesmal wusste ich, wir sollten los. Doch ich las noch schnell eine Geschichte vor, den Jungen in den Schlaf. Dann beeilen. Bei dieser Geburt habe ich es sogar geschafft, die Nabelschnur selbst durchzuschneiden und die Plazenta bewusst anzugucken. Das vierte Mal ein Organ aus dem Nichts erschaffen, und ich hatte keine Ahnung, wie es aussieht. Also Fokus, das will ich mir merken. Denn alles geht so schnell vorbei, und für mich ist es (wahrscheinlich, versprechen werde ich nichts) die letzte Geburt. Mein kleines Kind blinzelte und legte das Köpfchen an mein Herz. Wieder perfekt. Also das Mädchen, nicht die Plazenta. Zart und fein, zauberhaft und stur, nicht wegzudenken. Pünktlich zur Geburt gab es den zweiten (oder dritten, alles verschwimmt im Nachhinein) Lockdown. Wir waren alle zu Hause, uns selbst genug. Ein kleiner Frieden, der natürlich nicht lange bleiben konnte. Aber er war da.

(Erkenntnisse zum vierten Kind: 1. Rhythmus ist alles, Konsequenz wichtig, aber überbewertet 2. Das Ideal der entspannten Mutter ist eine nicht einzufangende Schimäre, nicht verrückt machen lassen 3. Denken schützt vor Fühlen nicht)

Unsere Welt ist nicht für große Familien gemacht. Wir bekommen täglich gespiegelt, dass wir zu viele sind, wir passen nicht, können nicht für alle gleichzeitig buchen. Hilfen gibt es kaum, Hürden dafür unzählige. Für fundierte Systemkritik habe ich aber gerade keine Zeit. Was wiederum der systemische Grund für Unterrepräsentanz und Benachteiligung sein wird. Ist er also bei mir zu suchen? Ich tue, was ich kann, bin jeden Tag auf den Beinen, jeden Abend erschöpft, habe nie genügt, schon lange nicht mehr alles geschafft. Langeweile ist eine ferne Erinnerung. Schlechte Laune versuche ich zu vermeiden, aber Unfreundlichkeiten treffen mich hart. Vor allen Dingen die zunehmende Feindlichkeit gegenüber Kindern im Alltag. (Schämt euch, solltet ihr beteiligt sein, und macht es das nächste Mal bitte besser mit Sahne und Lächeln, man kann nie freundlich genug zu den kleinen Menschen sein.)

Das Leben treibt mich vor sich her, wir ringen ein bisschen, manchmal habe ich die Oberhand.

Die Kontrolle hat keiner, weder das Leben noch ich. Zeit ist unser knappstes Gut. Geld gibt es auch nicht viel, aber Zeit ist das, was am meisten fehlt. Dafür passiert viel Überraschendes, ich lache täglich, und wir lieben uns innig. All die Absurditäten, die unvorhergesehenen Momente, die bleiben.

Heute Nachmittag stand ich lachend im Meer, denn ich wurde von meinem schwimmlernenden Kind mit Schnorchelmaske energisch auf den Mund geküsst. Die goldenen Stunden sind da, strahlen, verselbstständigen sich in der Erinnerung. Ein Sonntagmorgen, die Sonne scheint aufs Bett, die Großen holen die Kleinen ab, ein barmherziger Aufbruch ins Spielezimmer. Die riesigen Gefühle, Dramatik in allen Lebenslagen. Die Pflasterbox ist meine Reminiszenz an besser organisierte Mütter (aber die Paw-Patrol-Pflaster will ich nicht wieder kaufen, das gibt nur Streit).

Die Entscheidung, viele Kinder zu bekommen, ist mein großes Wennschondennschon. Natürlich ist mein Leben anstrengend und herausfordernd, voller Scheitern und Verlieren, Hindernissen und Ungenügen. Aber es ist genau richtig so, wie es ist. Wir gehören zusammen, bei uns ist niemand zu viel. Und ich habe Glück, denn meine Kinder sind die Besten. Ungelogen gibt es an ihnen nicht viel auszusetzen. Das ist postuliert. Und Maxime zugleich. Sie sind nett. Herzlich. Laut. Hilfsbereit. Sie halten zusammen (meistens). Sie lernen auf tausend verschiedene Arten und Weisen zu streiten. Und sich wieder zu versöhnen. Sie sind interessant, witzig und verschieden, stark und lebenslustig.

Mein Leben mit vier Kindern ist noch immer unerwartet. Es ist auch immer eine Zumutung. Aber es ist ein Fest.

*»Können Sie als Mutter wirklich ermessen, wie viel Energie darin liegt, nicht Mutter zu werden?«*

RAFFAELLA ROMAGNOLO

# Wie ich nicht Mutter geworden bin

Ich bin acht Jahre alt. Zu Hause liegt ein neues Buch. Der Umschlag ist blau, steif und glänzend, mit einer stilisierten Figur darauf, die an eine schwangere Madonna erinnert. Es heißt *Sarò madre – Ich werde Mutter*. Ich blättere oft darin, vielleicht heimlich, jedenfalls mit ein bisschen Herzklopfen, ich bin nicht sicher, ob ich das darf. Es enthält Abbildungen der Gebärmutter, des Fötus, der männlichen und weiblichen Geschlechtsorgane. Ich weiß, dass meine Mutter es gekauft hat, weil sie schwanger ist.

Das war 1979. Während ich mir für diesen Text Notizen mache, frage ich mich, ob *Ich werde Mutter* noch im Handel ist. Google leitet mich zu einem Antiquariat, das Bücher in ganz Italien versendet. Ich erkenne den gelben Buchrücken, die Schriftart des Titels. An den Untertitel erinnere ich mich nicht mehr, ich lese ihn wie zum ersten Mal: »Die Frau von der Adoleszenz bis zur Mutterschaft. Handbuch für die psychoprophylaktische Geburtsvorbereitung«. Verständlich, dass ich das vergessen habe, zu schwierig für eine Achtjährige.

Das Exemplar, das ich auf dem Bildschirm sehe, kostet vier Euro zuzüglich Porto. Ich bin versucht, es zu kaufen. Ich erinnere mich nicht an meine Mutter als Schwangere, an ihren dicken Bauch, den prallen Busen, das Stillen meiner Schwester. Mein erstes Bild von Mutterschaft ist mit diesem Buch verbunden, das Gefühl von Geheimnis und Verbotenem, das ihm anhaftete, der Titel, der wie ein Gebot klingt, der Untertitel, der eine zwangsläufige Bahn von der Adoleszenz bis zur Mutterschaft vorzeichnet. Und der, wenn ich ihn heute wiederlese, mein Leben als erwachsene Frau ohne Kinder ans Kreuz einer ausweglosen, endlosen, humoralen Jugend nagelt. Ich kaufe es nicht.

Ich bin einunddreißig, vielleicht zweiunddreißig. Ich habe ein abgeschlossenes Studium, eine feste Arbeitsstelle, einen langfristigen, nicht zu teuren Mietvertrag. Einen Mann. Außerdem habe ich Multiple Sklerose. Die Diagnose kam, als ich gerade siebenundzwanzig geworden war, jeden zweiten Tag mache ich mir eine subkutane Spritze mit Interferon, die Nebenwirkungen sind Fieber, Kopfschmerzen, Anschwellen der Einstichstelle. Erträglich. Ich jogge, gehe ins Gebirge.

Wir wünschen uns ein Kind. Ich möchte ehrlich gesagt lieber zwei, sehe sie schon vor mir in ihrem Kinderzimmer (wir werden die Wohnung verändern, eine Gipswand einziehen müssen). Mein Mann ist vorsichtiger. Die Menschen, die sich um den, der krank ist, kümmern, nennt man Caregiver, er ist meiner. Ein wunderbares Wort. Vielleicht ist Vorsicht eine Tugend der Caregiver.

»Die Schwangerschaft schützt«, erklärt die Neurologin, die meinen Fall seit der Diagnose verfolgt. Wir kennen uns, respektieren einander, ich vertraue ihr. »Das Wochenbett ist gefährlicher«, fügt sie hinzu, doch da die beiden Zustände, Schwangerschaft und Wochenbett, sich ausgleichen, gibt sie uns ihren Segen. Allerdings könnte das Interferon dem Fötus schaden, oder seine Wirkung ist in der Schwangerschaft vielleicht nicht erforscht, das weiß ich nicht mehr. Kurz, wenn ich ein Kind will, muss ich mit der Behandlung aussetzen.

»Wie viel Zeit habe ich?«

Wenig, so wenig wie möglich.

Wir beschließen, es zu versuchen. Ich werde nicht schwanger. Die Gynäkologin wundert das gar nicht, man muss es mindestens ein Jahr lang probieren, bevor man Untersuchungen macht, um herauszufinden, ob mit unseren Fortpflanzungsorganen etwas nicht stimmt.

»Ein Jahr ist in Ordnung«, sagt die Neurologin.

Wir versuchen es weiter. Ich rechne die Tage des Eisprungs aus, streiche sie auf dem Kalender an. Wir machen es an den richtigen Tagen und an den falschen Tagen. Lustvoll, scheint mir. Danach hebe ich jedes Mal die Beine, weil ich gelesen habe, dass diese Stellung die Befruchtung begünstigt.

Ich bin dreiunddreißig, vielleicht vierunddreißig. Die gleiche Arbeit. Ich gehe noch in die Berge, aber weniger, weil ich begonnen habe, meinen ersten Roman zu schreiben, und das Wochenende dem Schreiben widme. Zur Berechnung des Eisprungs benutze ich ein elektronisches Gerät, aber der Zyklus kommt immer pünktlich.

Die Gynäkologin verschreibt mir und meinem Mann Untersuchungen. Die Entnahme der Samenflüssigkeit ist sehr lästig. Das Krankenhaus bietet einen Raum mit pornografischen Heftchen und Videoaufnahmen an. Ein Trauerspiel. Wir suchen eine Alternative, eine Nacht in einem Hotel direkt neben dem Labor, das die Probe untersuchen soll. Einzeln kommen wir am Abend nach der Arbeit am Empfang an, jeder mit seinem eigenen Auto. Am nächsten Morgen frühstücken wir sehr zeitig, kehren ins Zimmer zurück und tun, was wir tun müssen, dann stürzen wir zum Empfang und checken in aller Eile aus, den sterilen Behälter in der warmen Innentasche der Daunenjacke. Es ist Winter, die Kälte könnte dem Samen schaden, das Ergebnis ungültig machen. Der Portier deutet unsere Hast vielleicht falsch, unsere zwei Autos, den Umstand, dass nur ich einen Ehering trage, wer weiß. »Er glaubt, wir seien Geliebte«, flüstere ich meinem Mann ins Ohr. Wir lachen darüber, die Geschichte wird zu einer Anekdote unserer Familienmythologie, wir erzählen sie beim Abendessen mit anderen befreundeten Paaren. Diese Paare zeugen unterdessen Kinder, die gestillt und abgestillt werden, dann folgt die Kinderkrippe, der Kindergarten, die erste Klasse Grundschule, die Mittelschule, das Gymnasium, die Universität.

Gibt es einen genauen Augenblick, in dem mein Leben von seiner Bahn abweicht? Gibt es eine Sekunde, in der die zwei Kinder – puff! – aus ihrem fantasierten Kinderzimmer mit der Gipswand verschwinden, so als wären sie eine Zaubernummer?

Gibt es einen Augenblick, in dem die erhoffte Schwangerschaft (vor der ich mich auch fürchte: Wie wird sich mein Körper verändern?) an Bedeutung verliert, eine Sekunde, in der der imaginäre Schwangerenbauch zu schrumpfen beginnt wie ein Luftballon? Ich suche und suche, kann ihn aber nicht finden in der überaus vitalen und komplizierten Dimension der Existenz, die man Begehren nennt.

Wollte ich aus diesem Erinnern einen Roman machen, sage ich mir, bräuchte es einen solchen Moment, einen wirksamen erzählerischen Wendepunkt, eine entscheidende Szene.

Also leere ich das Gedächtnis wie eine Schublade, ziehe alles heraus, versuche, Ordnung zu schaffen. Da ist ein Augenblick, in dem ich unterwegs bin, in der Hand einen Umschlag, ich habe soeben das Ergebnis einer der Untersuchungen abgeholt, die die Gynäkologin verordnet hat. Allein. Mein Alleinsein ist der Beweis für meine Zuversicht. Ich erwarte keine schlechten Nachrichten, ich brauche niemanden, um diesen Umschlag zu öffnen, keine Schulter, an die ich mich klammern kann, mein Caregiver ist nicht bei mir, weil auch er zuversichtlich ist, seine Abwesenheit ist der Beweis dafür, wir haben die Untersuchungen gemacht, weil es vernünftig war, weil wir rationale Menschen sind und weil uns nicht viel Zeit bleibt und ich meine Behandlung so bald wie möglich wiederaufnehmen muss (»Ein Jahr ist in Ordnung.« Es werden drei). Jede unserer Entscheidungen ist eingebettet in eine dicke Schale der Rationalität. Das Fruchtfleisch innen ist jedoch zuckersüßes magisches Denken: Wir sind Kinder, haben Geschwister, von unseren Eltern haben wir die Fähigkeit geerbt, uns fortzupflanzen, sich fortzupflanzen ist *normal*, wir haben keinen Grund zur Besorgnis.

Ich öffne den Umschlag.

Ich erinnere mich an das Licht, den Verkehr rundherum, das Ergebnis, das mir den Atem nimmt wie ein Stoß gegen die Brust.

Andere Momente. Die Gynäkologin prüft die Ergebnisse, schreibt den Namen und die Telefonnummer eines Spezialisten auf. »Ich würde zu ihm gehen«, sagt sie und meint: »Alles lässt sich einrenken.« Wir gehen zum Spezialisten. Wiederholen die Untersuchungen, machen neue. Einige sind besonders unangenehm. Die Gynäkologin bleibt optimistisch. Noch mehr Spezialisten. Einer ist besonders sympathisch. Er spricht von X- und Y-Chromosomen, wir verstehen so gut wie nichts, beim Abendessen ahmt mein Mann ihn nach, die Freunde lachen und der Ausdruck »das kurze Ärmchen des Y« findet Eingang in unsere Familiensprache mit der Bedeutung »Abstrusität«.

Der Chromosomenspezialist plant eine Reihe von Hormonkuren, um mir zu helfen, Mutter zu werden. Heftige Kuren. Monatelang. Mehrmalig. Erfolgsaussichten? Etwa zehn Prozent.

Wir verlassen die Praxis, sitzen allein im Auto. »Zehn Prozent ist wenig«, sagt mein Mann. Deutlichkeit ist eine Tugend der Caregiver.

Ich schweige. Doch ich visualisiere die Hormone, wer weiß, wie sie aussehen, ich stelle sie mir in durchsichtigen kleinen Ampullen vor, zähle die einen und die anderen Ampullen und Ampullen zusammen, die, die mir helfen müssten, Mutter zu werden, und die, die ich mir selbst jeden zweiten Tag zu spritzen gelernt habe. Auf dem Beipackzettel des Interferons ist eine Zeichnung des menschlichen Körpers, hervorgehoben die Teile, in die ich reihum mit der Nadel steche. Schenkel, Arme, Bauch, Gesäß. Um die Schwellung zu mindern, muss ich rechts und links abwechseln, untere und obere Quadrate. Mein Körper ist ein Schachbrett. »Zehn Prozent ist zu wenig«, wiederholt mein Mann.

Andere Momente. Sommer, Mittagessen mit einem Freund. War es vor den letzten Untersuchungen? Oder nach dem Gespräch mit dem Chromosomenspezialisten? Ich könnte es nicht sagen. Seit Monaten warten mein Freund und seine Frau auf einen Anruf aus Afrika. Er erzählt mir von einem Waisenhaus auf der anderen Seite des Äquators. Einmal sind sie schon dort gewesen. Er spricht von

Terminen mit Psychologen und Sozialarbeitern, Einschätzungen, Genehmigungen, Geldtransfers. Für mich klingt das alles einschüchternd, für mich, mit meiner chronischen Krankheit und dem Bankkonto einer Angestellten. Afrika? Scheint mir weiter weg als der Mond.

Andere Momente. Die Gynäkologin sagt: »Eine Frau ist nicht vollständig, wenn sie keine Kinder hat« (ich wechsle die Gynäkologin). Meine Mutter bedrängt mich. Meine Mutter hört auf zu drängen. Doch keiner davon ist »der« Moment. In dieser Geschichte, in der ich nicht Mutter werde, gab es kein *Vorher* und *Nachher*. Keine entscheidende Szene, es würde kein großartiger Roman herauskommen. Alles verlief – verläuft – miteinander verflochten, vermischt, häufig verdeckt: essen, schlafen, entscheiden (keine Adoption), arbeiten, sich lieben, mit den Freunden ausgehen, entscheiden (keine Hormone), wünschen, die Therapie wieder anfangen, schreiben, veröffentlichen, wandern, imaginäre Kinderzimmer ausräumen, neue Wünsche einrichten.

Die Gynäkologin, die ich ohne Bedauern wechsle, ist Mutter. Um Frau und Mutter zu charakterisieren, benutzt sie abgedroschene Bilder: Frau-Leere, Mutter-Fülle.

Ich lese, dass in der Quantenphysik die Leere gar nicht leer ist, sondern vor Energie wimmelt, die Teilchen vibrieren, verwandeln sich. Das Universum ist Metamorphose. Wo ist also mein alter, aufrichtiger Wunsch geblieben?

Ich suche nach Spuren davon, wie ein Wissenschaftler das Teleskop auf die Tiefe der Raumzeit richtet. Zwar werde ich nicht Mutter, aber ich *werde* im Lauf der Jahre weiterhin. Ich gebe meine Arbeit als Angestellte auf und *werde* Lehrerin. Der Unterricht ist Beziehung, Fürsorge. Die Schüler sind nicht meine Kinder, doch wie viel Reproduktionsenergie liegt im Vorbereiten einer Stunde für diese Jungen und nur für sie, für diese Mädchen, die sich mir Tag für Tag in der Klasse offenbaren?

Im Lauf der Jahre *werde* ich Schriftstellerin. Das Kinderzimmer *wird* mein Arbeitszimmer, die Gipswand brauche ich nicht, ich brauche Bücherregale. Meine Romane nehmen willig die Familiensprache auf, die ich an keine Erben weitergeben werde. Meine Romane sind mein Erbe. Sie sind keine Kinder, sondern erbaute Welten, die Leser aufnehmen sollen. Wie viel reproduktive Energie liegt darin, Welten ans Licht zu bringen?

Schauen Sie mich an, Frau Doktor: Wie viel Energie ist in meinem Leben? Und nun schauen Sie sich an: aufrecht im sauberen weißen Kittel stehend, hinter Ihnen an der Wand die Urkunden, die Ihre Kompetenz bezeugen, ich auf dem Behandlungsstuhl liegend, die Beine gespreizt auf Metallstützen, von der Taille abwärts nackt, unbequem, ohnmächtig. Schauen Sie sich an, während Sie zu mir sagen: »Eine Frau ist nicht vollständig, wenn sie keine Kinder hat.« Und sagen Sie mir offen und ehrlich: Können Sie als Mutter wirklich ermessen, wie viel Energie darin liegt, nicht Mutter zu werden? Was können Sie denn darüber wissen, in welchen überraschenden Wendungen sich die Abweichung von der vorgezeichneten Bahn entfaltet?

Ich bin neunundvierzig, und mein Vater stirbt gerade an Krebs. In meinem Arbeitszimmer sind in einem Ordner alle Befunde der medizinischen Untersuchungen gesammelt, zu denen meine Schwester und ich ihn begleiten. Wir sprechen mit den Ärzten, treffen Entscheidungen, helfen ihm, sich auf der Liege des Krankenwagens auszustrecken, bringen ihm den Espresso aus dem Automaten, eine kleine Flasche Mineralwasser mit Kohlensäure, Wäsche zum Wechseln. In einigen Monaten werden wir den Anzug aussuchen, den Sarg, den Text für die Anzeige, das Foto, das auf den Marmorstein kommen soll. Niemand wird das für mich tun, wenn ich alt werde, nicht auf die liebevolle Art, in der ich es für ihn tue.

Hat Kinder bekommen mit dem Tod zu tun? Mildert es die Angst vor der Medusa? In meinem alten, aufrichtigen Wunsch erkenne ich nichts dergleichen, doch wer weiß. Wer weiß, auf welche untergründige Weise das Unbewusste agiert oder der brutale ursprüngliche Überlebenstrieb.

Tatsache ist, dass in meinem Land heute sehr wenig Kinder geboren werden. 2023 sind es 1,2 Kinder pro Frau. Die italienischen Paare pflanzen sich nicht fort. Mein Mann und ich sind kein Sonderfall. Ich überschlage die Lage. In meiner Ursprungsfamilie hat sich niemand von meinen Cousins und Cousinen fortgepflanzt. In der Familie meines Mannes gibt es zwei Kinder bei insgesamt acht Erwachsenen – seinen Eltern, Onkeln und Tanten. Wir sind die letzte Generation, die die Pflege durch die Kinder ausübt und die Eltern an die Grenze des Lebens begleitet. Mutter der eigenen Mutter, Vater des eigenen Vaters. Eine erschütternde Schwelle. Eine kostbare Lehre in Sachen eigene Vergänglichkeit. Aber es ist ein gesellschaftlicher Umbruch, es geht nicht nur uns so.

»Da du und ich im Altersheim landen werden, soll es wenigstens ein gutes sein«, sage ich deshalb irgendwann zu meinem Mann. Und so spielen wir in den Ferien dieses Spiel: Wir suchen nach Seniorenheimen. Das machen wir immer noch, auch wenn ich jetzt dreiundfünfzig bin, eine Weile werden wir noch darüber witzeln, dann könnte das Spiel bitter ernst werden. Doch niemand kann vorhersagen, welche Wendungen der Lauf der Dinge noch nehmen wird. Einstweilen bewerten wir Lage, Größe und Aussicht aller Alten- und Pflegeheime, an denen wir vorüberkommen. Bisher haben wir zwei in Ligurien gefunden, Terrasse, Liegestühle, Blick aufs Mittelmeer. Auf dem Weg zum Strand gehen wir daran vorbei: »Wer weiß, was das im Monat kostet!«, sagen wir lachend. Beim Abendessen erzählen wir es unseren Freunden.

*»Ist es klug, Eltern zu werden?
War ich vorbereitet?«*

BABETTE FRIEDRICH

# Große Kinder, große Freude

»… sie sahen, dass sein Leid zu groß war für Worte.«

*Hiob 2,13*

Es war das Jahr, in dem die Twin Towers vor den Augen der Welt zu Staub zerfielen. Wir hatten eine Tochter, Imke, die ein pflegeleichtes Baby war – so, wie man es sich nur wünschen kann. Mein Mann hatte einen neuen Job, wir sind in eine größere Wohnung gezogen und ich war mit dem zweiten Kind schwanger.

Als Imke gerade eineinhalb war, sahen wir die ersten Anzeichen. Ich erinnere mich an plötzliche Schreianfälle. Ab und zu erbrach sie sich gleich nach dem Aufwachen. Sie fing aus dem Nichts heraus an zu weinen und ließ sich nur schwer beruhigen. Ob das die erste Trotzphase sei, habe ich mich gefragt. Vielleicht eine Allergie?

Ich sprach mehrfach mit der Kinderärztin über meine Beobachtungen. Sie schien nicht beunruhigt. Wieder und wieder ging ich zu ihr und wurde energischer. Meine Tochter wollte kaum noch laufen, dafür viel getragen werden und hing mir buchstäblich am Rockzipfel. Ich erkannte sie nicht wieder. Als mich die Kinderärztin mit Imke im Tragetuch sah, kommentierte sie: »Wenn Sie Ihre Tochter tragen, brauchen Sie sich nicht zu wundern, dass sie nicht mehr laufen möchte.« Ich hatte einen Kloß im Hals, doch ich nahm meinen Mut zusammen und machte Druck. Endlich wurde meiner Tochter Blut abgenommen sowie eine Stuhlprobe angeordnet. Für die Blutentnahme sollte ich Imke auf den Behandlungstisch setzen, durfte sie nicht festhalten und trösten. Das hat das Praxispersonal übernommen. Alles in mir protestierte, aber ich hatte keine Kraft, mich zu wehren. Ich kam mir weder ernst genommen noch verstanden vor, und meine Sorgen wurden zu einem dauerhaften unguten Gefühl im Bauch.

Nach ein paar Tagen lag das Ergebnis vor: Imke hatte einen Eisenmangel, der mit Tabletten behandelt werden sollte. Mir fiel ein Stein vom Herzen – eine Verbesserung trat dennoch nicht ein. Mein Mann und meine Familie fragten besorgt, wie es uns ginge. Was sollte ich sagen? Die fortschreitende Schwangerschaft mit einem kranken Kleinkind zu Hause war nicht gerade leicht.

Etwa zwei Wochen vor der Diagnose saß Imke

beim Abendessen auf dem Schoß ihres Vaters. Als ich sie beobachtete, kam mir ein erschreckender Gedanke: Sie hat einen Tumor im Kopf. Ich schob den Gedanken weg und schalt mich, jetzt nicht auch noch verrücktzuspielen. Später erzählte ich dem behandelnden Neurochirurgen davon. Er sah mich an und sprach über mütterliche Intuition und die besondere Verbindung von Eltern zu ihren Kindern.

Immer häufiger erbrach sich unsere Tochter nun kurz nach dem Aufstehen, und die Schreianfälle traten regelmäßig auf. Ihr rechter Mundwinkel hing nach unten. Freunde rieten uns, einfach ins Krankenhaus zu fahren. Den Überweisungsschein dafür gab mir die Kinderärztin nur widerwillig, »doch nicht wegen eines Eisenmangels«, sagte sie. Ich ließ mich nicht abwimmeln.

Bei den folgenden Untersuchungen stellte sich schnell heraus, dass unsere Tochter eine Zyste oder einen Tumor im Gehirn haben musste – ob gut- oder bösartig, würde durch eine Operation geklärt werden. Die Ärztin beschrieb uns die neurologischen Auffälligkeiten. Imke muss in den letzten Wochen immer wieder unerträgliche Kopfschmerzen gehabt haben. Mir riss es fast den Boden unter den Füßen weg.

Es gibt in ganz Deutschland nur zwei Ärzte, die

Kinder unter zwei Jahren am Gehirn operieren. Der Kontakt mit Berlin war bereits hergestellt. Danach ging alles sehr schnell. Mein Mann durfte in der Klinik übernachten, ich schlief bei Freunden. Ich weiß noch, wie ich ihnen erleichtert in die Arme gefallen bin. Jetzt wird alles gut, endlich wird uns geholfen.

Wenige Tage später wurde unser kleines Mädchen in ihrem Gitterbett in den OP-Saal geschoben. Sie trug ein weißes Hemd. Als sich die Türen zum OP öffneten, wirkte sie in dem Licht wie ein Engel. Mein Mann und ich hielten uns fest an den Händen und winkten ihr nach. Noch heute habe ich dieses Bild vor Augen.

Während Imke operiert und später intensivmedizinisch versorgt wurde, gingen wir zum Italiener nach nebenan, umgeben von Menschen, für die Alltag war. Gesprächsfetzen um uns herum. Die Bedienung geht von Tisch zu Tisch. Wir saßen draußen auf der Terrasse, die rot-weiß gestreiften Sonnenschirme waren aufgespannt, und bunte Blumen in Töpfen unterstrichen das sommerliche Ambiente. Wie eine Szene aus einem Toskana-Urlaub. Meinen Salat konnte ich dennoch nicht genießen, während mein Kind ums Überleben kämpfte. Dass ich schwanger war, habe ich bis zur Geburt immer wieder vergessen.

Neulich war ich in der Apotheke, um Medikamente für mein ältestes Kind zu kaufen. Wieder war der freundliche Apotheker da, mit dem ich schon ab und an ein paar Worte gewechselt hatte. Auch dieses Mal erzählte ich von meinem Kind, das mit Rucksack und Zelt von Nord nach Süd reisen wollte, bis die Erkältung kam.

»Ja, ja, kleine Kinder, kleine Sorgen, große Kinder, große Sorgen.«

Die so gedankenlos dahingesagte Redewendung ging mir durch und durch. Ich bin Sozialpädagogin und arbeite oft mit jungen Menschen. Ich mag es, wenn Jugendliche ihre eigene Meinung entwickeln oder kritisch Werte hinterfragen. Und bevor ich an mich halten kann, erzähle ich ihm von unserem ersten Kind, das mit zwei Jahren an den Folgen eines Gehirntumors verstorben ist. Kleine Kinder, große Sorgen – wie schön, wenn man sich Sorgen um ein großes Kind machen kann. Während ich rede, erkenne ich die vertraute Ungläubigkeit im Gesicht des Apothekers. Unser Gespräch kommt ins Stocken. Eigentlich hatte der Tag gut begonnen. Es ist Freibadwetter. Und jetzt erzähle ich einem Fremden von meinem toten Kind, und das Entsetzen steht mal wieder vor mir. Ich bezahle und danke für die fachkundige Beratung. Das älteste ist bald wieder gesund und kann seine Reise beginnen.

Über tote Kinder spricht man besser nicht. Aber ich habe mir mein Leben so auch nicht ausgesucht. Kleine Sorgen wären mir lieber gewesen. Mich mit harmlosen Erkältungsviren auskennen zum Beispiel und keine Expertin für Krebs und Chemotherapien werden. Kann man sich je an den Tod gewöhnen? Er hatte sich auf leisen Sohlen in mein Leben geschlichen.

Manchmal komme ich mir mit einem toten Kind vor wie jemand mit einer eiternden Wunde, vor der sich Menschen ekeln und Abstand halten, um sich nicht anzustecken. In den ersten Monaten nach Imkes Tod sind Mütter, die ich aus der Eltern-Kind-Gruppe kannte, auf die andere Straßenseite ausgewichen. Aber für mich war es ja auch das erste Mal. Kaum halte ich mein Neugeborenes im Arm, schon trage ich es zu Grabe.

Ist es klug, Eltern zu werden? War ich vorbereitet? Weder auf das eine noch auf das andere – auf das, was es wirklich bedeutet, Eltern zu sein. Würde ich wieder Mutter werden wollen? Das Baby, mit dem ich schwanger war, war drei Monate alt, als wir Imke beerdigt haben. Abschied und Neubeginn. Die Gleichzeitigkeit der Dinge.

Später habe ich mein ältestes Kind als »ältestes Kind im Nachrückverfahren« vorgestellt oder gesagt, dass es zumindest kein Sandwichkind geworden ist. Den Tod mit Humor nehmen? Ab und zu gelingt es mir.

Nach den wochenlangen Krankenhausaufenthalten auf der Intensivstation hatten wir jeglichen Bezug zur Realität verloren. Imkes Tumor war sehr selten, schnell wachsend und bösartig. Nur ein anderer Fall war zu dieser Zeit in Deutschland bekannt, dort hatte sich der Tumor im Bauchraum ausgebreitet. Es gab keine erprobte Therapie. Unheilbar und bösartig kam mir bekannt vor. Wie die Folgen einer Chemotherapie aussahen ebenfalls. Mein Vater starb an Leukämie, als ich mitten im Abitur war. Wir konnten uns nicht vorstellen, dass unser Kind nach all den Strapazen auch noch eine Chemo durchsteht. Sie wurde nach der ersten Operation über eine Magensonde ernährt und konnte weder laufen noch sprechen. Wir haben Heilungschancen besprochen, viele Fragen gestellt und dann entschieden, mit Imke nach Hause zu fahren. Regelmäßig kamen eine Physiotherapeutin und eine Logopädin, wir waren in ständigem Kontakt mit der Klinik. Imke hat wieder laufen gelernt und auch allein zu essen. Sie hat ihr Geschwisterchen kurz nach dessen Geburt in den Armen gehalten. Wir haben alles gemacht, was Familien so machen. Imkes Geburtstag gefeiert. Hin und wieder sind wir sogar in die Eltern-Kind-Gruppe gegangen. Weihnachten kam und ein neues Jahr, und mit ihm kehrten die Symptome zurück, die wir inzwischen lesen konnten.

Berlin hatte ein Bett frei. Der Neurochirurg klatschte das MRT-Bild an die Lichtwand. Ich erkenne das Ei wieder.

»Das muss Ihnen doch klar gewesen sein! Wieso haben Sie nur die Chemotherapie abgelehnt?«

Ich wusste darauf keine Antwort. Mein Mann und ich waren uns einig gewesen, und das hatte gezählt. Für uns hatte es sich richtig angefühlt.

Mit dem Baby durfte ich nicht bei Imke bleiben, dafür wich mein Mann ihr nicht von der Seite. Sie überstand die zweite Operation und befand sich in einem deutlich besseren Allgemeinzustand als nach der ersten. Inzwischen gab es eine neue Therapie aus den USA, der wir zustimmten.

Der Tumor ließ sich davon nicht beeindrucken. Innerhalb weniger Wochen war er wieder auf seine Ausgangsgröße gewachsen. Als die Ärztin uns die Hiobsbotschaft überbrachte, liefen ihr Tränen über die Wangen. Draußen fing es an zu schneien. Imke hatte sich noch mal Schnee gewünscht. Ich musste mit dem Baby an die frische Luft. Drei alte Frauen sind mir begegnet, ich wollte nach einem Taschentuch fragen, doch ich habe mich nicht getraut.

Dann kamen Großeltern und Freunde. Zwei Tage später ist Imke gestorben. Wir waren bei ihr, haben sie am Abend zu Bett gebracht und in den Schlaf gekuschelt.

Was bedeutet es, Mutter eines toten Kindes zu sein? Es macht einsam. Allerdings gewinnt das Leben auch an Tiefe, womit nicht alle Menschen umgehen können. Sie bleiben lieber an der Oberfläche, vermeintlich in Sicherheit. Über das Leben, das Sterben und das Dazwischen nachdenken, wer macht das freiwillig?

Nicht jeder hält den Schmerz anderer aus. Das erwarte ich auch nicht. Aber der Tod eines Kindes ist keine eitrige Wunde, die ansteckend ist.

Kinder reagieren anders auf den Tod. Sie akzeptieren ihn und wollen trösten. Sie sagen, es tue ihnen leid – ohne Entsetzen im Gesicht –, mit Empathie, Interesse und Neugier. Manchmal stellen sie Fragen, auf die ich nicht immer eine Antwort hatte, aber das war in Ordnung.

Seit Imkes Tod gehen wir an ihrem Geburtstag in ein Restaurant. Für unsere Kinder war das immer ein Highlight: schick Essen gehen. Sie durften sich aussuchen, was sie wollten, ob Cola oder Eis oder Pommes, und dabei so viel sie möchten. Zu Imkes Todestag bestellen wir Pizza. Unser ältestes Kind bekommt Geld via PayPal und bestellt sich davon auch eine Pizza. Wir erinnern uns damit an den Abend im Krankenhaus, als uns Freunde Pizza mitbrachten, weil wir den ganzen Tag nichts gegessen hatten. Gegen das Vergessen pflegen wir diese kleinen Rituale.

Manchmal frage ich mich, was Imke jetzt machen würde. Welchen Beruf sie gewählt hätte oder mit wem sie ihr Leben teilen würde. Um nicht in die Verzweiflung abzurutschen, halte ich mir dann die Realität vor Augen: Meine Tochter hätte ihr Leben mit Einschränkungen verbringen müssen. Nach der ersten Operation war sie auf einem Ohr taub. Ihr Sehvermögen war vermutlich auch eingeschränkt. Der Tumor saß am Kleinhirn und hatte die Größe einer Kinderfaust. Die Chemotherapie hätte womöglich weitere Spuren hinterlassen.

Irgendwann habe ich gelernt, darüber zu reden. Mich in Vorstellungsrunden mit drei Kindern vorzustellen. Ich habe gelernt, es auszusprechen. Ich habe gelernt, mit dem Verlust umzugehen, anderen meine ganze Geschichte zuzumuten. Ich habe gelernt, mich vom Traum einer Großfamilie zu verabschieden. Ich habe gelernt, das Entsetzen in den Gesichtern, aber auch die Tränen der anderen auszuhalten. Ich habe mich entschieden, Imkes Leben nicht auch noch totzuschweigen.

Ihr Grab lag lauschig und geschützt zwischen alten Laub- und Nadelbäumen auf dem Friedhof. Die Rosen und der Lavendel wollten nicht gedeihen. Nach zwanzig Jahren haben wir den Stein in unseren Garten geholt und das Grab aufgelöst. Dort liegt er neben dem meiner Eltern und erinnert mich daran, dass niemandem von uns ein nächster Tag versprochen ist.

*»Der Tod ist als Einziger vollkommen akzeptiert, um sich nicht mehr um ein Kind kümmern zu können. Ich aber habe mich für das Leben entschieden, indem ich mich nicht mehr kümmern will.«*

MARTA MARX

# Mutter, die geht

Es ist zwei Uhr in der Nacht, als ich vor dem Badezimmerspiegel stehe und mein Werk betrachte. Ich habe mir mit einer Bastelschere die Haare abgeschnitten. Es war ein stumpfer Akt, mit rauen, widerständigen Geräuschen, die mich an das Öffnen deiner Klettschuhe erinnerten.

Mein Gesicht wirkt jetzt härter. Die Augen, die mich im Spiegel anblicken, haben dunkle Ränder und scheinen trotzdem hellwach zu sein. Im Licht der Neonröhre wirkt meine Haut fast durchsichtig. Jetzt sehe ich aus, wie ich mich fühle: roh und radikal. Ein Versuch, mich im Unbekannten wiederzufinden. Seit zweiundsechzig Tagen bemühe ich mich, alte Routinen durch neue Strukturen zu ersetzen und mir so etwas wie einen Alltag zu erschaffen. Ich befinde mich in einem Labyrinth aus Möglichkeiten, dessen viele Ausgänge ich bereits sehen kann und das ich trotzdem noch nicht verlassen will.

Es ist eine kurze Phase der Orientierungslosigkeit, wenn ich die Irrwege meiner Mutterschaft dagegen anrechne. Neun Jahre, in denen ich sämtliche Mutterbilder aufgenommen und wiedergegeben habe. Ich war die Ernährerin, die Versorgerin, die emotionale Unterstützerin, die Erziehende, die Organisatorin, das Vorbild, die »Scheißigste«.

Auf dem Herd steht ein Topf mit Essen vom Mittag. Während ich es erwärme, versuche ich, die letzten abgeschnittenen Haare loszuwerden, indem ich mich ausziehe. Ich lasse meine Kleidung wie ein Nest vor dem Herd auf dem Küchenboden zurück. Als wäre ich gerade geschlüpft. Ich verlasse das Nest und trage die dampfenden Tortellini in Fertigsauce zu meinem Bett. Ruhig und tief liegt es vor mir. Dunkel wie der Rosin-See, an dem wir unsere ersten sechs Sommer verbracht haben. Ich erinnere mich an die Flatterbinse, die kniehoch stand, den modrigen Geruch des schlickigen Uferbodens und die Schwere deines Kopfes, der auf meiner Schulter ruhte, während wir unter einem dunklen Mückenschwarm zu verschwinden schienen. Ihr Surren vermischte sich mit den Stimmen von der anderen Seeseite und machte mich schummrig. Hätte ich nicht gelegen, wäre ich vielleicht gefallen.

Erst im Chaos wurde mir bewusst, dass Erholung und Schlaf nicht nur für meinen Körper wichtig sind, sondern vor allem die Voraussetzung zum klaren Denken bilden. Wer erschöpft ist, neigt zu impulsivem Handeln. Darum habe ich auch mehrere Nächte darüber geschlafen, bevor ich dich verlassen habe.

Unter der Bettdecke liegend, fallen mir die vielen Spuren meiner letzten Mahlzeiten auf: Brötchenkrümel, Marmeladenflecken, drei Reiskörner in Retrogradation. Ich befinde mich in einem ähnlichen Prozess. Von einer weichgekochten Mutter werde ich zu einem Menschen, der seine Stabilität zurückgewinnt. Wird es noch wehtun, wenn ich wieder fest bin?

Dein Lächeln klebt auf dem Laken zwischen den Kaffeeklecksen. Ich will es nicht abziehen und wegwaschen. Ich lege mich in dein Lächeln hinein, stelle einen beliebigen Film an, dessen Wirkung ich kaum spüre, und esse. Die Nudeln schmecken nach ihrer pappigen Verpackung, ich habe kaum Appetit, aber es zu bemerken ist ein banales Vergnügen, das ich schätze, die Abwesenheit von Verantwortung. Der Hunger wird schon wiederkommen. Meine Müdigkeit ist noch da. Ich schlafe am offenen Fenster ein.

Als ich sehr früh erwache, bin ich mehr Wind als Fleisch. Ich fühle mich frei und unsichtbar. Niemand ruft nach mir. Es wäre möglich auszuschlafen, aber ich muss jetzt nicht erholt sein. Ich stehe also auf und schalte die Kaffeemaschine ein. Während der Kaffee einläuft, stelle ich mich in mein Nest vor dem Herd. Das Frisch-geschlüpft-Gefühl steigt von unten nach oben auf und zieht sich über meinen gesamten Körper. Dazu entscheide ich mich für die steifen Socken vom Vortag.

»Immer sind deine Füße so kalt«, rief dein Vater aufgeschreckt, wenn ich ihm meine Eisklötze zwischen die Oberschenkel schob. Er fing dann eifrig an, meine Füße zu reiben. Es kitzelte, ich lachte. Er und ich, wir haben oft zusammen gelacht. Eines Morgens hast du dich mit einem Werbeblatt, das kurz zuvor durch den Briefspalt der Haustür fiel, an unser Bett gesetzt und uns in deiner Fantasiesprache daraus vorgelesen. Deine strubbligen Haare lugten hinter den Sonderangeboten des Fleischsortiments hervor.

Als ich mehr Zeit zum Schreiben einforderte, wurde es eisig zwischen deinem Vater und mir. Er wollte nicht weniger arbeiten und mehr zu Hause sein. Es sei ein egoistischer Zug von mir gegen ihn, behauptete er. Er wollte, dass ich spüre, was ich mit meinen Ansprüchen zwischen uns zerstörte. Er entzog mir seine Liebe. Kein Füße Reiben, keine Reise an den Rosin-See. Wir beide fuhren allein. Ein Vater, der geht, wird vermisst. Eine Mutter, die geht, fehlt.

Ich setze mich an den Küchentisch, um zu arbeiten. Auf einmal kann ich müde denken, müde schreiben, das Müdesein ertragen. Ich erlebe die Welt jetzt durch das Verlassen-haben hindurch. Alles ist greller und sticht heraus. Der Raum in mir ist weit und geöffnet. Alles reckt und streckt sich nach mir. Bald werde ich wieder hinaustreten und mich ergreifen lassen. Einen Sommer lang soll das Gras über uns wachsen.

Heile, heile Segen, drei Tage Regen,
drei Tage Schnee,
dann tut's nicht mehr weh.

Viele Eltern versuchen, das, woran sie in ihrer eigenen Kindheit gelitten haben, anders zu machen als ihre Eltern. Damit sollen ihre Kinder nicht nur geschützt, sondern auch Wunden geheilt werden. Wie oft habe ich meine Wunden durch dich geheilt? Wie tief haben dich meine Ängste verletzt?

Wäre es für dich einfacher gewesen, wenn ich gestorben wäre? Der Tod ist als Einziger vollkommen akzeptiert, um sich nicht mehr um ein Kind kümmern zu können. Ich aber habe mich für das Leben entschieden, indem ich mich nicht mehr kümmern will. In den Augen der anderen hätte ich lieber sterben sollen. Ich habe es in ihren Blicken gesehen. Als ich meine ersten vagen, aber bereits gut sortierten Gedanken mitteilte: neue Wohnung, neue Stadt, alleinerziehender Vater, Dauerauftrag, Neuanfang, riss meine vertrauteste Freundin die Augen auf: »So etwas könnte ich nicht mal denken.«

Ich aber sprach es aus.

»Was ist mit den Müttern, die in anderen Ländern arbeiten und ihre Kinder zurücklassen müssen, um ihnen regelmäßig Geld zu schicken? Diese Mütter opfern ihre Präsenz, damit ihre Familie mehr Wohlstand hat, auch wenn die Kinder ohne sie aufwachsen.«

»Diese Mütter haben keine andere Wahl«, empörte sich meine Freundin.

Welche Wahl hat eine Mutter, die keine Mutter mehr sein will? Wenn ich hinter dir herlief, sagten die Leute, ich könnte dich nicht loslassen. Ich klammere. Als ich Überstunden machte, hieß es, ich würde dich vernachlässigen. Ging ich nachts lange aus, fragten alle nach dir. Egal wo ich war und wer ich war – Freundin, Arbeitnehmerin, Patientin, Tochter –, ich bekam die Mutter in mir nicht heraus und das Gefühl, als Mutter auszureichen, nicht in mich hinein. Ich wurde unsicher und stellte Fragen: Wie macht man Mutterschaft richtig? »Sie sind die Mutter, Sie spüren, was ihr Kind braucht.« Ich habe die Augen geschlossen. Was spürte ich? Immer zuerst die Liebe: warm und voll. Und dann eine Wand: kühl und rau.

Ich kenne die Verzweiflung, wenn man die schädlichen Verhaltensweisen der eigenen Eltern im Umgang mit dem eigenen Kind wiedererkennt. Sich selbst und seinen Erziehungsstil zu reflektieren und zu verändern erfordert ein hohes Maß an Bereitschaft, sich mit der Vergangenheit auseinanderzusetzen. Ich habe meine Mutter in mir erkannt. Sie sprach durch mich zu dir: »Ist doch nicht so schlimm. Sei doch nicht so empfindlich. Immer machst du so ein Theater.«

Meine Liebe zu dir ist das Einzige im Leben, was ich noch nie infrage stellen musste. Meine Liebe nahm dich in den Arm: »Es tut mir leid. Mama hat es nicht so gemeint. Mama ist heute nicht gut drauf. Mama war gemein. Mama kann nicht mehr.«

Liebe allein trägt nicht die ganze Verantwortung

für eine gelingende Elternschaft. Eltern müssen in der Lage sein, sich zu öffnen und die bestmögliche Version ihrer selbst für dieses fremde, beginnende Leben zu repräsentieren, das ausgeliefert und ungefragt geboren wird. Durch Elternschaft bekäme man die Möglichkeit, sich von seinem Ego zu befreien und den Fokus auf etwas Größeres zu lenken, sagten sie zu mir. Wären wir noch beieinander, wenn ich mich nicht verloren hätte?

Es fällt mir schwer, meine Gedanken immer wieder zu dehnen. Ich bin viel besser darin, die Schuld in meiner persönlichen Unfähigkeit zu suchen, als zu akzeptieren, dass die Vorstellungen von Elternwerden und Elternsein tief in der patriarchalen Gesellschaft verwurzelt sind. Immer noch wird Elternschaft auf traditionelle Geschlechterrollen gestützt und damit komplexe Herausforderungen und individuelle Unterschiede ignoriert.

Wir fühlten uns mutig, so mutig, als wir es darauf ankommen ließen. Unsere Verliebtheit kannte keine Zweifel. Heute frage ich mich, wie viel Naivität es bedarf, um Kinder in diese Welt setzen zu wollen.

Als ich mit dir schwanger wurde, kamen die ersten Zweifel und gleichzeitig die Angst, dich zu verlieren. Wie hält man das Ungewisse aus? Dass du als kleiner Zellklumpen mit dieser aufgeladenen Bedeutung überhaupt noch Platz in meinem Uterus hattest und der Stress dich nicht vertrieben hat, für mich damals ein Wunder. Aber dass du geblieben bist, war weder deine Wahl noch eine Fügung. Wir haben so viele Male über dich entschieden. Mit jeder dieser Entscheidungen kam das Gefühl der Reue. Es saß verhärtet und verkapselt unter meiner Brust. Der Gedanke daran drückte auf mein werdendes Mutterherz, und mit jedem Nicht-Wort darüber wurde die Reue klumpiger und schwerer. Weil man die Reue irgendwann von außen sehen konnte, legte man dich nach deiner Geburt nicht auf meine Brust, sondern in einen Brutkasten.

Dass Elternschaft auch das Aushalten von Ambivalenzen bedeutet, wurde mir schnell bewusst. Es ist unter Eltern ganz normal, zu verzweifeln und erschöpft zu sein. In den Gesprächen mit meiner Therapeutin habe ich mich oft in Rage geredet. Wie sollte ich die Spannung zwischen meiner Liebe für dich und deiner Abhängigkeit von mir aushalten?

Unser Leben rauschte durch mich hindurch. Elektrisiert konnte ich Dinge kurz berühren, nie aber in ihnen innehalten. Deine Zufriedenheit war das Einzige, was mich nährte, doch ich bemerkte nicht, wie sie mich von innen heraus aushöhlte. Es gab keine Pausen, in denen ich meine Gefühle und Bedürfnisse wahrnehmen konnte. Ich existierte in den Rissen und Lücken unseres Alltags. Ich bin krank geworden. Wirst du mich irgendwann verstehen?

Begriffe wie Mutterliebe und Mutterinstinkte fördern seit Jahrhunderten die große Illusion, dass Menschen mit Uterus von Natur aus mit allen notwendigen Fähigkeiten und Instinkten ausgestattet sind, sich gut um den Nachwuchs zu kümmern. Die Erwartungen und Mythen setzen uns unter Druck. Doch hier geht es nicht um persönliches Versagen, sondern um politische Vernachlässigung und ein kollektives Erziehungstrauma.

Was uns Menschen prägt, ist das Umfeld, in dem wir aufwachsen. Wie wir in den ersten Lebensjahren begleitet, unterstützt und gespiegelt werden, formt nicht nur unser Selbstbild, sondern auch unser Verhalten im späteren Leben.

Der autoritäre Erziehungsstil, der in den 1950er- und 1960er-Jahren vorherrschend war, betonte Gehorsam und Disziplin. Kinder, die autoritär erzogen wurden, können gehorsam und leistungsorientiert sein, aber auch weniger selbstbewusst und sozial zurückhaltend, da es ihnen schwerfällt, ihre Meinung frei zu äußern oder in Eigeninitiative zu handeln.

Ich erinnere mich an meine Eltern, wie sie am Küchentisch sitzen, der Rücken ganz gerade, die Ellenbogen vom Tisch fern, sie kauen langsam und lange.

Eltern können ihren Kindern Mut geben und Mut nehmen. Als ich sah, wie geduldig und zugewandt sie dir gegenüber waren, ganz anders als mit mir, habe ich es ihnen vorgeworfen. Als Antwort sprachen sie von ihrer eigenen Kindheit. Können meine Eltern ihre Fehler bei dir wiedergutmachen? Sie sind bei dir. Ich bin weg.

Als man die Nachteile der autoritär erzogenen Persönlichkeiten erkannte, begann in den 1970er-Jahren ein Wandel hin zu einem Erziehungsstil, der Freiheit und Selbstbestimmung der Kinder betonen sollte. Es wurde nun mehr Wert auf Gespräch und Erklärung gelegt. Belohnungen wurden eingesetzt, um gutes Verhalten zu fördern, anstatt ungewolltes Verhalten durch körperliche Züchtigungen zu korrigieren. Diese Kinder konnten kreativer und unabhängiger sein, jedoch auch schwerer mit Autoritäten und strikten Regeln umgehen. Man stellte einen Mangel an Frustrationstoleranz fest, der wichtig ist, um mit Stress und Rückschlägen umzugehen. Es wurde vermutet, dass Kinder, die es gewohnt waren, im Mittelpunkt zu stehen, und deren Bedürfnisse immer erfüllt wurden, nun Schwierigkeiten hatten, empathische und kooperative Beziehungen zu anderen aufzubauen.

Welche Mutter hätte ich für dich sein können, wenn meine Eltern anders gewesen wären, weil auch ihre Eltern andere gewesen wären?

Als man dich aus dem Brutkasten nahm und neben mich legte, konnte ich drei Tage und Nächte nicht schlafen. Mitten im November schwitzte ich mir zwischen den wasserfesten Plastikhüllen des viel zu schmalen Krankenhausbettes die Seele aus dem Leib. Meine vorsichtigen Bewegungen hinterließen Quietschen und Knatschen. Ich war Haut, Haar, Stimme und Gestank, und du warst ein kleines, atmendes Bündel Leben, das einfach so in mich vertraute. Die Zerbrechlichkeit spannte sich zwischen den Wänden der Wochenbettstation, die wir mit vielen weiteren Frauen und ihren Kinderbündeln teilten und die uns wie ein Vakuum festhielten. Über jedem der Betten brannte ein schwaches, gelbliches Licht. Es strahlte etwas Beruhigendes aus. In den Zimmern vermischte sich der säuerliche

Geruch von Angstschweiß mit dem süßen Duft von Muttermilch und Neugeborenenhaut.

Ich wollte in jedem Fall so lange wie möglich mit dir im Krankenhaus bleiben. In der Nähe der Hebammen, der Ärztinnen und Ärzte fühlte ich uns in Sicherheit. Diese Menschen wussten, welche Temperatur dein Körper haben sollte, wie deine Haut aussehen musste und wie ich dich an meine Brust legen konnte. Wie funktioniert Muttersein? »Das kommt alles von ganz alleine.« Ich hatte Bilder im Kopf, Vorstellungen und Annahmen, die ich zusammenzufügen versuchte. Von allein kam nichts. Ich las nach, ich fragte und probierte aus. Manchmal lag ich richtig, oft jedoch falsch.

Nach einem Jahr Mutterschaft platzte die Blase. Ich hörte das Drumherum nun nicht mehr so gedämpft, es wurde laut. Ich hielt mir die Ohren zu, wenn du weintest. Wir waren jetzt keine Einheit mehr. Hilflos standen wir zwischen den ersten Eingewöhnungsversuchen und dem Chaos unserer Zweizimmerwohnung. Ich hatte Mitleid mit dir und Mitleid mit mir. Eines Morgens wolltest du wie gewohnt an meiner Brust trinken und kuscheln. Ich konnte dir das nicht geben. Und du konntest es nicht verstehen. Du hast nicht verstanden, warum ich weinte. Ich habe das erste Mal Angst in deinen

Augen gesehen. Vor dieser Angst wollte ich dich beschützen. Ich hatte Ziele, die jenseits meiner fürsorglichen Möglichkeiten lagen.

Tragen, trösten, toben. Ich liebte es, deine weichen, klebrigen Hände an meinen Waden zu spüren, und gleichzeitig wollte ich dich abschütteln. Ich hoffte, dass sich die Enge in mir auflösen würde, wenn wir die Welt um uns herum erweiterten. Also packte ich unseren Rucksack und fuhr mit dir hinaus. Ich wollte dir fremde Geräusche, neue Gerüche und anderes Licht zeigen. Ich setzte dich in hohes Wiesengras, in den Sand vor einen tintenblauen Ozean. Wir schliefen in fremden Betten, und du durftest an deinem ersten Eis lecken. Ich hielt alles fest und klebte es in ein Album. Die Kanten waren scharf, und dahinter war es dunkelblau wie die Sehnsucht. Ich entschied, woran du dich erinnern darfst.

Man sieht auf den Fotos nicht, dass ich nachts neben deinem schlafenden Körper wach lag und den fremden Stimmen durch das gekippte Fenster lauschte. Der Wunsch, mich unter diese Menschen zu mischen, eine Unbekannte zu sein, brannte ein Loch in meine Körpermitte, das fortan qualmte. Ich konnte es nicht vor dir verstecken. Es wurde von mir als Mutter erwartet, dankbar und glücklich zu sein. Diese Erwartung stand meinen tatsächlichen Gefühlen der Erschöpfung und Überforderung gegenüber. Die Scham darüber zwang mich, meinen zärtlichen Blick zu senken. Ich schaute zu Boden und schwieg. Mein Schweigen isolierte uns voneinander.

Ich fühlte mich wie ein Alien.

»Eine Mutter, die ihre Mutterschaft bereut, eine, die ihr Kind verlässt, ist nicht von dieser Welt.« Doch, mein Kind, deine Mama ist aus dieser Welt geboren und durch sie geformt worden. Deine Mutter trägt diese Welt auf ihren Schultern.

In den Achtziger- und Neunzigerjahren entwickelte sich schließlich der autoritative Erziehungsstil. Dieser strebt eine Balance zwischen Struktur und Freiheit an und gilt als besonders förderlich für die kindliche Entwicklung.

Wenn ich in meiner Kindheit gefragt worden wäre, was ich will und brauche, anstatt bei jeder Willensstärke in den Keller gesperrt zu werden, »mach die Augen zu, dann siehst du, was deins ist«, hätte ich vielleicht meine Bedürfnisse und Träume nicht einfach dort unten vergessen. Vielleicht hätte ich mich dann nicht ständig gefragt, was die anderen brauchen und von mir erwarten.

Am Sonntag vor zweiundsechzig Tagen habe ich ganz dringlich gespürt, was ich brauche: Ruhe und

Zeit. Ich habe dich dort gelassen. Zunächst nur für eine Nacht, dann wurden es vier Tage. Schon nach einer Woche wusste ich, dass ich dich nie wieder abholen werde. Ich packte denselben Rucksack, den wir mit auf unsere Reisen nahmen. Der Rucksack war leicht auf meinen Schultern.

Zum Abschied hattest du mir den Rücken zugewandt, du warst schon beim Spielen, darauf vertrauend, dass ich wiederkommen würde.

Egal, was ich tue, ich kann es nicht richtig machen. Deshalb kann ich machen, was ich will, am Ende bleibt nur das Gefühl des Scheiterns. Nur wenn ich aufgebe, kann ich etwas verändern, für mich und für mein Kind. Es ist ein Akt der Rebellion gegen die Mutterschaft, die unsere Gesellschaft hervorgebracht hat. Ich muss diese Verantwortung nicht ganz allein tragen wollen. Mein Scheitern ist kein persönliches Scheitern, sondern ein politisches Versagen.

*»Wir haben jahrelang geübt
zu lieben, ohne zu erwarten, dass alles
nach Plan verläuft.«*

TONI SCHIERHORN

# Lieben und loslassen

»... children do not belong to us and they owe us nothing. Our children are not here for us to ›own‹, but here for themselves.«

*Zoë Neill Redhead,*
*Barefoot in November*

Es beginnt mit einem Anruf. Mit einer Erzählung von dir. Einem Baby in der Kurzzeitpflege, drei Monate alt. Deine Mutter kann dich aus gesundheitlichen Gründen nicht versorgen. Dein Vater ist unbekannt. Gesucht wird eine Pflegestelle für dich, voraussichtlich auf Dauer. Seit einem halben Jahr sind wir auf der Liste potenzieller Familien für ein Pflegekind. Der »Überprüfungsprozess« ist abgeschlossen, und das Jugendamt hat unsere Eignung als Pflegefamilie bestätigt.

Vorher haben wir Gespräche geführt: Über unsere eigenen Herkunftsfamilien, Erziehungsvorstellungen, Zukunftswünsche. Wir haben lange Fragebögen ausgefüllt. Ich erinnere mich vor allem an die Frage, mit welchen Themen wir umgehen können und mit welchen nicht. Haben wir Vorstellungen in Bezug auf das Geschlecht und Alter des Kindes? Wenn ja, warum? Würden wir ein Kind mit Behinderung oder einer chronischen Erkrankung aufnehmen? Spielt es für uns eine Rolle, welche Hautfarbe und Migrationsgeschichte ein Kind hat? Können wir mit Ableismus und Rassismus in unseren Familien und bei Menschen, die uns nahestehen, in der Kita, in der Schule umgehen? Welche Krisen in der Herkunftsfamilie sind für uns handelbar, welche nicht: Alkoholismus, harte Drogen, körperliche Gewalt, Gefängnis, Krankheit und Tod?

Wir saßen vor diesen Listen zum Ankreuzen und sagten: *Das ist ganz schön viel.* Eigentlich zu viel. Zu viele Fragen, auf die allgemeine Antworten nicht möglich sind. Zu viele unwägbare Abgründe.

Wir beruhigten einander: Das alles sind grobe Raster, eine Grundlage für die erste Zuordnung durch das Jugendamt. Am Ende wird da ein Kind sein, ein Mensch, mit einer Familie und einer Geschichte. Und dann entscheiden wir gemeinsam mit allen Beteiligten.

Jetzt also der Anfang. Der Anruf, der uns vielleicht zu Eltern macht. Pflegeeltern. Ich komme gerade von der Physiotherapie, einer überfälligen

Maßnahme gegen die Verspannungen in meinen Schultern. In der blassen Februarsonne stehe ich auf der Straße, irgendwo am Nöldnerplatz und höre zu.

»Sprechen Sie mit Ihrer Frau, ob Sie sich das vorstellen können. Schlafen Sie drüber. Und dann melden Sie sich.«

Wir sprechen. Schlafen. Melden uns. Sagen Ja zum nächsten Schritt, dem Gespräch im Jugendamt. Wir beide. Drei andere Frauen, freundlich und professionell: Die zuständige Mitarbeiterin im Jugendamt. Die Familienberaterin, die wir von den Überprüfungsgesprächen kennen. Deine Vormundin.

Es gibt Fragen.

»Die Anbahnung bei einem Baby dauert erfahrungsgemäß nicht lange. Können Sie sich so kurzfristig freinehmen?«

»Es gibt ja aktuell keine Anzeichen, aber wie wäre es für Sie, wenn das Kind doch eine Behinderung hat?«

Wir antworten, ebenfalls freundlich-professionell: »Darauf haben wir uns vorbereitet, und ich arbeite freiberuflich.«

»Wir haben uns in der Überprüfung viele Gedanken gemacht und ja, da sind wir bereit hineinzuwachsen.«

Von der Herkunftsfamilie ist niemand dabei. Vater: unbekannt. Mutter: psychisch nicht in der Verfassung. Großeltern: später. Wir fragen nach: Aus der Familie kommt niemand infrage, dich aufzunehmen. Das wurde abgeklärt. Wir sind beruhigt und bereit, den nächsten Schritt zu gehen: dich kennenzulernen.

Es ist ein Anfang. Aber es ist nicht der erste Anruf, nicht das erste Treffen dieser Art. Bereits vor ein paar Monaten gab es ein Kind, das schwere körperliche Gewalt durch seine Eltern erfahren hat. Damals war die Vormundin skeptisch, ob wir die Richtigen sind. Und wenn wir ehrlich sind: Wir waren es auch. Wir hatten Angst, mit in diese Gewalt zu geraten. Selbst angegriffen zu werden. Stolz waren wir nicht auf unsere Gefühle. Dennoch haben wir sie ernst genommen als Warnsignal, auf sie gehört.

Eine der Mitarbeiterinnen begleitet uns ein paar Tage später zur Kurzzeitpflegestelle. Wir klingeln.

»Na dann kommen Se mal rein! Und das Handy nicht vergessen, für die Fotos.«

Du liegst auf dem Wohnzimmertisch in einer dieser Babyschalen. Strampelst mit den Beinen, verziehst das Gesicht, reißt die Augen auf. Inzwischen bist du vier Monate alt. Es gibt Kaffee und Kuchen.

»Hier, Sie wollen ihr doch bestimmt das Fläschchen geben?«

Und schon habe ich dich auf dem Arm. Nach dem Trinken laufe ich mit dir durchs Zimmer, du machst ein Bäuerchen und schläfst im nächsten Moment ein. Später erzählt die Kurzzeitpflegemutter, du seist ganz aufgedreht gewesen nach dem Besuch, hättest wohl gespürt, dass etwas Besonderes passiert.

Die nächsten zwei Wochen rast die Zeit und bleibt zugleich stehen. Täglich sind wir bei dir, und bald kommst du zu Besuch zu uns. Wir holen dich im neu gekauften Kinderwagen ab und schieben dich durch lange Straßen, gesäumt von Einfamilienhäusern, bis zu uns, wo die Hochhäuser beginnen.

Wir richten dir ein Kinderzimmer ein, schnell, schnell, morgen kommt die Familienberaterin vorbei und schaut, ob alles vorbereitet ist. Sie freut sich mit uns, findet alles ganz wunderbar. Meine Frau arbeitet zwischendurch noch ein bisschen. Mein letzter Job lief gerade aus. Jetzt Elternzeit, ohne Elterngeld allerdings. Das Pflegegeld muss reichen.

Zwei Wochen später ziehst du ein, werden wir eine Familie. Zum Abschied machen wir ein Bild von dir auf dem Arm deiner Kurzzeitpflegemutter. Geben das Versprechen, zu Besuch zu kommen.

Du bist ein ruhiges Baby, lachst häufig. Manchmal schlägst du den Kopf hin und her beim Einschlafen. Später, auf den Fotos, sehe ich den Stress des Umzugs, den Verlust deines ersten Zuhauses in deinen Augen. Da kenne ich dich ja auch schon viel besser. Damals bin ich einfach glücklich, froh, dass du wirklich da bist. Wir sorgen inbrünstig für dich, haben so lange auf dich gewartet. Auf ausgedehnten Runden durch die Schrebergärten zeigen wir dir das Grün deines ersten Frühlings, mischen pünktlich deine Fertigmilch an, schreiben Erinnerungstagebücher. Wir verlieben uns in einer Geschwindigkeit in dich, die uns Angst machen könnte. Denn natürlich sind wir vorbereitet. Wurden vorbereitet. Wir wissen, dass unsere Pflegschaft zwar auf Dauer angelegt ist, aber dennoch zu Anfang so einiges dazwischenkommen kann. Wir wissen, dass wir Eltern im Auftrag des Jugendamts sind. Dass wir Liebe und Bindung ermöglichen sollen, aber wieder loslassen müssen, wenn es notwendig ist. Familie im Auftrag des Jugendamts bedeutet auch: regelmäßige Hilfekonferenzen, Berichte, Besuche. Es bedeutet: (in unserem Fall) kompetente Ansprechpartner:innen zu haben und nicht zuletzt, finanziell unterstützt zu werden.

Und plötzlich, nach zwei Monaten, in denen wir mit dir verwachsen, sieht es danach aus, als müssten wir das tatsächlich: wieder loslassen. Wir lernen endlich deine Großeltern kennen.

Sie sagen:

»Sie sehen aus wie nette Menschen. Aber das Kind gehört zu uns, es ist unser Blut. Es soll bei uns leben.«

Die Familienberaterin sagt: »Wenn die Großeltern das möchten, können sie natürlich das Kind zu sich nehmen.«

Die Frau vom Jugendamt und die Vormundin sagen: »Das wurde überprüft, und die Großeltern sind nicht geeignet. Das Kind soll in der Pflegefamilie bleiben.«

Wir lassen uns anwaltlich beraten und erfahren: So einfach ist das alles rechtlich nicht. Das Verfahren wird sich ziehen.

Wir beschließen: Solange du da bist, bist du da. Und solange du da bist, halten wir unsere Liebe nicht zurück. Es ist eine Übung im Lieben, ohne zu besitzen. Mit einem halben Jahr isst du deinen ersten Brei. Du lernst krabbeln, laufen, sprechen. Du hast von unserer Seite eine große Familie, Nachbarinnen mit gleichaltrigen Kindern, du wirst mit jedem Tag mehr unser Kind. Du kommst in die Kita, und ich fange wieder an zu arbeiten. Einmal im Monat treffen wir uns mit den Großeltern, lernen sie langsam kennen – und mögen. Sie sind freundliche Menschen, die es nicht leicht hatten im Leben. Sie gehen nicht immer sensibel mit dir um, manchmal ist da ein Zuviel an Küssen, Umarmungen, Erinnerungsfotos. Sie kennen dich ja auch kaum. Manchmal werden die Gefühle auf allen Seiten sehr groß, aber wir bekommen sie immer wieder eingefangen. Langsam und trotz des laufenden Verfahrens lernen wir, einander zu vertrauen.

Ein Gutachten wird erstellt und schließlich das Verfahren abgeschlossen. Du sollst bei uns bleiben, letztendlich, um deine Bindungssicherheit nicht zu gefährden. Du bist jetzt zweieinhalb. Die Großeltern besuchen wir weiterhin, und auch unsere Beziehung ist gewachsen. Das Leben geht weiter, mit neuen Herausforderungen.

Diese Erfahrungen der ersten Jahre – der rechtlichen Unsicherheit, des langsam Zueinanderfindens – waren sehr spezifisch für eine Pflegefamilie. Sie haben alle möglichen Gefühle in uns ausgelöst: Wut, Angst, Hoffnung. Wir haben gelernt, Ambivalenzen und Risiken auszuhalten. Jahrelang wussten wir nicht, ob wir eine Familie bleiben dürfen.

Manchmal wirkt der Stress, die Angst, die Wut dieser ersten Jahre noch nach. Manchmal lastet der Druck schwer, alles richtig, einen möglichst guten Eindruck zu machen.

Wir haben jahrelang geübt zu lieben, ohne zu erwarten, dass alles nach Plan verläuft. Diese Erfahrung ist wertvoll, wenn wir dir Liebe, Halt und Sicherheit geben und dich doch frei deinen Weg finden lassen möchten. In den meisten Momenten sind wir einfach Eltern – mit einem Kind, dass immer selbstständiger wird und uns trotzdem noch sehr braucht. Mit einer Familie, so vielfältig, widersprüchlich und einzigartig wie alle anderen.

Inzwischen bist du ein Schulkind. Du fragst nach deinen Geburtseltern, und wir erzählen dir, was wir wissen. Du bist einer der Gründe, warum ich glücklich bin. Ich hoffe, ich bin einer der Gründe, die zu deinem Lebensglück beitragen.

*»Ich litt an diesem deutschen Mythos der natürlichen Geburt, dieser Norm, die uns unglücklich macht.«*

FRANCES THIESSEN

# Ganz natürlich

»Geburt, ist das nicht zu privat? Haben Sie denn genügend Abstand? Gibt es denn kein phantasiereiches Buch, keine literarische Erforschung meiner Geburt?«

*Karin Struck, Die Mutter*

Ich bin allein mit meinem Kind und der Hündin. Während sie im Wohnzimmer döst, liege ich im Schlafzimmer neben meinem Sohn. Er schläft seit ein paar Minuten. Vielleicht schwebt er in seinen Träumen schon über eine Stadt, wie Mary Poppins auf den gebastelten Bildern, die er heute aus der Schule mitgebracht hat. Ich lausche auf seine ruhigen und regelmäßigen Atemzüge und greife zum Telefon, das ich auf dem Nachttisch mit den zwei Stapeln Kindercomics abgelegt habe. Die Mediathek des Bachmannpreises erscheint, des Literaturwettlesens in Klagenfurt. In den letzten Tagen habe ich nebenbei schon mehrere Lesungen gehört und tippe jetzt auf das Video der Jurydiskussion zur letzten Lesung. Das Schlafzimmer ist nach dem langen Sommertag aufgeheizt und die Luft stickig. Trotzdem will ich noch länger im Bett bleiben, abwarten, bis mein Sohn tief und fest schläft. Eigentlich will ich gar nicht mehr aufstehen.

Wie aufs Stichwort kommt die Hündin ins Schlafzimmer getapst. Auch sie hat Bedürfnisse und weiß, dass ihr noch eine Nachtrunde durchs Wohngebiet zusteht. Mit ihrem Plastiktrichter schabt sie erst an der Wand entlang, stößt laut gegen das Bett und leckt mir schließlich mit ihrer heißen Zunge übers Ohr. Ich wehre sie ab, die Hündin seufzt und lässt sich mit einem Schnaufen auf dem Kissen neben dem Bett nieder. Ich wende mich wieder dem Telefon zu. Gerade spricht eine der Juror:innen darüber, ob die Beziehung zwischen Mutter und Sohn in einem Text glaubwürdig gestaltet sei. Ich wende mich meinem Sohn zu. Seine Züge sind so friedlich, so verletzlich. Ich kann ihn hier doch nicht allein lassen. Obwohl ich weiß, dass er durchschlafen wird. Dass er so tief schläft wie immer. Dass er kein Fieber hat. Dass er vorhin schon dreimal auf der Toilette war. Aber die Hündin muss raus.

Wer weiß, was mein Sohn über mich schreiben würde. Dass ich ihn allein gelassen habe, mutterseelenallein, wie ich ihn schon einmal im Stich gelassen habe, als ich nicht bei seiner Geburt dabei war.

Ich versuche den Gedanken wegzudrängen. Trotzdem bricht er über mich herein wie eine große Welle. Sie taucht mein klappriges Boot schon seit Jahren immer wieder unter Wasser.

Gleich am Anfang seines Lebens, ausgerechnet da habe ich ihn allein gelassen. Ich bin an einen Ort geflüchtet, an den ich mich kaum erinnern kann. Nur dieses Gefühl von zeitlosem Schweben im All wie am Ende von Kubricks *Odyssee im Weltraum* ist geblieben. Das Gefühl, in den unendlichen Weiten meines Hirns gefangen zu sein. Meine achtzehnjährige Schwester, die ich verdammt hatte, bei dieser Geburt dabei zu sein, reduzierte auf Anweisung der Ärztin das Lachgas, als ich fragte, ob ich noch lebe.

Ich erinnere mich an alles. Wegen der Schmerzen wollte ich mich auf die Seite legen, aber wegen des Herztonmessers musste ich auf dem Rücken liegen bleiben. Irgendwer hielt meine Beine, als sie dem Baby Blut aus dem Köpfchen entnehmen wollten, um die Sauerstoffsättigung zu überprüfen. Ich war so erschöpft.

Wie konnte aus der gemütlichen Entbindung im Geburtshaus mit HypnoBirthing und Glückshormonen dieser Albtraum werden? Wochenlang hatte ich das Atmen geübt, hatte daran geglaubt, Angst und Schmerzen wegatmen zu können. Wollte den

Moment erleben, den meine Schwiegermutter als den schönsten ihres Lebens beschrieben hat: Wie der dunkle Haarschopf ihres Sohns zu sehen war, als er aus ihr herausflutschte. Pures Glück. Das wollte ich. Ich wollte keine schwierige Patientin sein, nicht schreien. Überall atmete ich sanft und leise ein und aus: im Taxi, im Geburtshaus, im Krankenwagen, im Kreißsaal. Ich behielt die Kontrolle über das Einzige, was ich noch kontrollieren konnte: meine Atmung. Aber eigentlich hatte ich mich schon ergeben.

Die Papiere für einen Notfallkaiserschnitt musste ich noch vor dem Lachgas unterzeichnen. In diesem Moment hätte ich alles unterschrieben. Ich wollte nur, dass es vorbei wäre. Egal, was um mich herum über unsere Leben entschieden würde: Es sollte einfach vorbei sein. Und dann wurde mein Bett bewegt, mein Partner flüsterte mir ein »Ich liebe dich!« ins Ohr, das ich schon mit der sanften Stimme der Narkoseärztin vermengte.

Nicht ich war in den ersten Stunden im Leben unseres Sohnes für ihn da, sondern sein Vater. Eine Lücke, die ich bis heute spüre. Wie konnte ich an HypnoBirthing und all diesen Quatsch glauben? Wie konnte ich denken, dass eine Geburt ein schönes Erlebnis sein kann?

Ich werfe mir einen Rettungsring hin: Aus dem Lachgas-Nichts habe ich mich selbst zurückgeholt. Ich bin aus der Narkose aufgewacht. Seit sieben Jahren bin ich für meinen Sohn da. Ich lache mit ihm, tröste ihn, backe ihm Waffeln, richte Motto-Kindergeburtstage aus, gestalte Motivtorten, ja, ich spiele sogar Fuß- und Basketball mit ihm. Ich erzähle ihm von der Geburt! Um die Lücke zu füllen. Und ich verschweige fast nichts, nur das eine: meine Mitschuld.

Dem Rettungsring geht die Luft aus. Natürlich weiß ich, dass die Umstände der Geburt nicht meine Schuld waren. Ich kann nichts dafür, dass ich eine Vollnarkose brauchte. Die Ärztin hat getan, was nötig war, um das Leben meines Sohnes zu ermöglichen. Aber all das Gerede von der natürlichen, schönen, ja glücklichen Geburt, all die Bücher und Blogs zur Geburtsvorbereitung, Vulvadampfbäder zur Dehnung des Dammgewebes, Ernährungstipps wie der Verzicht auf Zucker sechs Wochen vor der Geburt sagen mir, dass ich mich nicht gut genug vorbereitet habe. Dass ich nicht alles in meiner Macht Stehende getan habe, um diese Entbindung zu einer guten Erfahrung zu machen. Und jetzt bin ich neidisch auf alle Mütter mit einer natürlichen Geburt. Während der sie schreien konnten oder es gar nicht erst mussten. Ich bin neidisch auf die, die noch Entscheidungen treffen konnten, die wie ein handelndes Subjekt zwischen hocken, knien, Badewanne, PDA wählen konnten und ihrem Körper ein bisschen weniger ausgeliefert waren. Ich bin neidisch auf eine Freundin, die stark genug war, ihr Baby aus der Beckenendlage zu entbinden. Dank ihrer Entschlossenheit konnte sie den Kaiserschnitt verhindern. Bis zum Ende, bis zum Anfang des neuen Lebens blieb sie die Heldin ihrer Geschichte. So erzählt es zumindest ihr Mann. Warum habe ich nicht so viel Mut für meinen Sohn bewiesen, sondern mich weggeduckt? Warum habe ich ihn und mich nicht als Einheit gesehen, die diese Geburt gemeinsam wuppen? Und auf meinen Mann, auf den bin ich auch neidisch. Denn wenn ich ihn frage, was er von der Nacht erinnert, dann sagt er: nichts. Er muss sich nicht mit der Schuldfrage herumschlagen. Aber ist die Frage nach Schuld Teil des Heilungsprozesses, wie ich letztens im Roman von Lauren Elkin gelesen habe? Glaube ich überhaupt an Heilung? Ich glaube an Verdrängung und notfalls Gegengift: Also höre ich mir selbst einfach nicht mehr zu und konzentriere mich auf die Jurydiskussion, die immer noch im Podcast läuft.

Auf dem Kissen wechselt die Hündin ihre Position, wodurch ich an die bevorstehende Gassirunde erinnert werde. Aber was ist, wenn mein Sohn aufwacht, wenn ich draußen bin? In fünfzehn Minuten kann alles Mögliche passieren. Vielleicht ist ihm zu heiß hier drin und er will etwas trinken. Er kann einen Albtraum haben. Er kann sich übergeben. Er kann aus dem Bett fallen. Was ist, wenn er Durchfall hat, er hat heute Nachmittag so viel durcheinandergegessen? Und wenn er aufsteht und anfängt zu weinen, weil ich überall Licht angelassen habe, aber nicht zu finden bin? Ruft er dann nach mir, oder läuft er stumm durch alle Zimmer, in der Hoffnung, mich doch irgendwo zu entdecken?

Immer wieder denke ich in diesen Situationen daran, wie mich meine Eltern mit meinem Babybruder allein gelassen haben, um auszugehen. Wie ich mich hilflos bemüht habe, den schreienden Säugling zu beruhigen. Ich habe meine Hand durchs Gitterbett gesteckt und versucht, ihn durch Streicheln abzulenken. Ich kann kaum älter als zwei oder drei gewesen sein, denn ich bin nicht ins Bett geklettert, habe ihn nicht in die Arme nehmen können. Stattdessen bin ich Hunderte Male vom Kinderzimmer ins Schlafzimmer gelaufen, um nachzusehen, ob meine Eltern jetzt, eine Minute später, zwei Minuten später, einfach wieder im Bett lägen und das Schreien nur nicht gehört hätten. Aber bevor die Eltern zurückkommen können, verblasst die Erinnerung. Aus Erzählungen weiß ich, dass ein Nachbar mit der Leiter eingestiegen ist, um sich um uns Kleinkinder zu kümmern.

Ich möchte meinen Eltern deswegen nichts nachtragen. Für sie ist es eine lustige Anekdote aus ihrer jungen Elternschaft, es waren andere Zeiten. Selbst meine fast neunzigjährige Oma sagt, aus heutiger Sicht seien alle vorherigen Generationen Rabeneltern gewesen.

Die Diskussion der Jury ist beendet. Der Autor bedankt sich für die konstruktiven Rückmeldungen. Ich ziehe die Kopfhörer aus den Ohren, lege das Telefon weg und schalte das Nachtlicht mit Sternenhimmel ein. Ich drehe mich auf die rechte Seite, streiche dem Kind eine Strähne aus der Stirn und nehme seine linke Hand in meine rechte. Ich sehe ihm noch genauso gern beim Schlafen zu wie in den Tagen nach der Geburt. Seine Gesichtszüge sind gelöst, und ich kann ihn ungestört mit klammem Herzen betrachten, ohne dass er sagt: »Lass das, Mama!«

Ich lausche wieder auf seinen Atem. Seine Nase ist von den trockenen Wochen etwas verstopft, und ein kleiner Fiepton mischt sich in das friedliche Schnaufen. Damals, im Krankenhaus, hat er auch so gefiept beim Atmen. Da hat in seine Hand gerade mal mein kleiner Finger gepasst. Ich hab ihn genauso bestaunt wie heute. Während um uns herum die ganze Säuglingsstation schrie, bildeten er und ich eine stille Insel. Ich hielt ihn auf meinem Arm, eingehüllt in die selbst gestrickte, winzige Babydecke und prägte mir über Stunden seine Rundungen ein. So lange, bis die Brüste zogen oder eine der Krankenschwester mich ermahnte, ich solle abhusten, zur Not beide Hände auf die schmerzende Kaiserschnittnarbe drücken.

Jede neue Assistenzärztin zeigte sich von der Akte über die Geburt begeistert. So eine schnell nach unten und oben ausschlagende Herzkurve hatten sie noch nie gesehen. Als die Flüssigkeit der Infusion dann nicht durch meine Venen floss, waren sie weniger begeistert: neuer Zugang, neuer Versuch, keine Verbesserung. Antibiotika als Tabletten statt Infusion. Milchpumpe bringen, Stillhütchen besorgen, Verband über Narbe wechseln, Vermerk in der Akte. Und in den Pausen zwischen all den neuen Tätigkeiten, die ich ab jetzt zu verrichten hatte – abpumpen lernen, Baby wiegen, wickeln, anlegen, ausziehen, anziehen, Besuch empfangen, das Babybett durch die Flure rollen, um Laufen zu üben –, starrte ich entweder aus dem Fenster in den diesigen Himmel über Kreuzberg oder sah meinen Sohn an. Heute die gleiche Liebe. Vielleicht sogar noch mehr, noch besser.

Ich lege seine Hand vorsichtig zurück auf das Bettlaken und schaue auf das Telefon. Es ist zweiundzwanzig Uhr. Die Hündin kann noch ein wenig warten. Aber ich muss den ersten Schritt, die erste Trennung vollziehen. Also stehe ich auf und ziehe die vorher abgelegte Kleidung wieder an. In der Küche gebe ich der Hündin einen Kauknochen, nehme für mich Oliven und Käse aus dem Kühlschrank und schaue am Küchentisch, diesmal auf dem Laptop, noch eine weitere Lesung des Bachmannwettbewerbs. Auch im Text von Jacinta Nandi geht es um eine Mutter und um die Liebe. Doch manchmal will die Erzählerin einfach allein sein. Ich lache, natürlich geht es mir auch oft so. Es tut gut zu wissen, dass es da draußen ebenso oder anders beschädigte Mütter gibt.

Noch Wochen nach dem Notfallkaiserschnitt habe ich geweint, wenn ein Rettungswagen vorbeifuhr. Bis heute treten mir Tränen in die Augen, wenn ich jemandem von der Geburt erzähle. Aber mittlerweile habe ich an den ungewöhnlichsten Orten, in Rückbildungskursen, in Babymassagegruppen, während Mittagspausen, auf Spielplätzen und vor Kurzem sogar im Theater viele andere dramatische Geburtserzählungen gehört. In diesen sich spontan bildenden Selbsthilfegruppen lerne ich bis heute: Mein Leiden ist kein Einzelfall.

Doch am Anfang tat ich das, was eine lesende, einsame Mutter eben tut: Ich habe nach Texten über Mutterschaft gesucht. Über Twitter, Facebook-Posts und offene Mütter-Foren bin ich auf Berichte von Frauen über ihren Kaiserschnitt und ihre Narbe gestoßen. Gemeinsam mit ihnen litt ich an diesem deutschen Mythos der natürlichen Geburt, dieser Norm, die uns unglücklich macht. In Deutschland werden keine Kaiserschnitte geplant, es sei denn, es ist unumgänglich, nein, in Deutschland ist man arm dran, wenn man einen Kaiserschnitt hat.

Dabei habe ich Gender Studies studiert, ich weiß es doch besser. Diese verdammte Naturalisierung sozialer Verhältnisse: Badinter, Mutterliebe, Muttermythos, natürliche Mutterschaft, natürliche Geburt, natürlich Stillen, natürlich läuft alles von selbst. Natürlich bin ich unglücklich, mein Körper hat sich den Diskursen nicht adäquat unterworfen. Oder war das schon der erste Protest meines Sohnes gegen seine verkopfte Mutter?

Dreiundzwanzig Uhr zehn. Mist. Ich muss in sieben Stunden aufstehen. Jetzt aber schnell raus. Ich gehe mit der Hündin in den Flur, schalte dort und im Badezimmer die Lichter an, falls mein Sohn doch zur Toilette muss. Ich lege ihm das iPad neben das Kopfkissen, damit er mich anrufen kann.

Danach polstere ich den Streifen zwischen Kind und Bettkante mit Decken und Kissen. Ich beeile mich, wie um diese lästige Spaziergangsszene zu überspringen: Geschirr, Leine, Leckerlis, Schlüssel, Telefon, die Tür schnell, aber leise schließen. Rein in den Fahrstuhl, runter, raus aus dem Haus. Draußen hetze ich die Hündin: »Los, mach schon Pipi.« Ich ziehe an der Leine, ziehe das Tier hinter mir her. Fluche über sie und die Umstände. Warum muss mein Mann auch auf Dienstreise fahren und mich mit den beiden allein lassen? Wie kann er mir das Kind überantworten, das ich dann allein lassen muss? Wie kann ich das Kind nach dieser Geburt noch einmal allein lassen?

Die Straße mit ihren alten, teilweise kaputten Laternen ist dunkel. Als ich um eine Ecke biege, leuchtet ein riesiger Vollmond. In sattem Orange lächelt er mir neben der Kugel des Fernsehturms zu, die wie ein dunkler Zwillingsmond aussieht.

Auf dem Rückweg vergesse ich die Zeit. Ich lasse die Hündin an allem schnüffeln, bleibe stehen, wenn der Mond zwischen Bäumen oder hinter Häuserecken wieder auftaucht.

Ich bin wie beschwipst, als ich eine Stunde später die Wohnungstür aufschließe. Drinnen ist alles so, wie ich es verlassen habe. Mein Sohn liegt quer auf den Bettdecken und gluckst im Traum, als würde er noch zufrieden und ohne Ängste im Fruchtwasser herumschweben.

Ich lege der Hündin den Trichter wieder an. Seit einer Woche überarbeite ich den Text, den ich vor einem Jahr geschrieben habe. In den Zeiten allein zu Hause habe ich das Selbstmitleid und die Tränen zugelassen, aber meinen Alltag kann ich so nicht dauerhaft bewältigen. Ich kann nicht länger an der Wunde lecken, die sich sonst noch entzündet. Mit der Korrektur dieses Textes desinfiziere ich den Schnitt in meiner Lebenserzählung. Und mein Trichter, mein Leckschutz, ist der Punkt am Ende dieses Satzes.

*»Männer fragen immer mehr als die Frauen. Viele halten das im Vorfeld noch aus, aber unter der Geburt werden die meisten Frauen ehrlich.«*

LENA SONNENBLUM

# Vierzig Euro achtunddreißig

Der Morgen ist kalt, später soll es heiß werden an diesem Junitag in einer deutschen Großstadt. Neben dem Aschenbecher vor dem Kreißsaal liegt ein offenes Fahrradschloss. Der Vorraum riecht nach Schweiß und kaltem Rauch.

Punkt sechs Uhr, die Hebammen der Nachtschicht stehen schon zur Übergabe an die Frühschicht in der Kanzel. Ich sehe Anita. Sie wirkt abgespannt.

»Wisst ihr, wer heute wiederkommt?«, fragt die Schichtleitung. Wir gucken sie an, aber niemand sagt was. »Unsere Fußballmannschaft kriegt noch einen Ersatzspieler.«

»Dein Ernst?«, platzt es aus mir heraus. Ich hatte das elfte Kind der Frau auf die Welt begleitet. Das ist in meiner Erinnerung nicht mal ein Jahr her.

Die Übergabe der Schicht beginnt mit einer groben Orientierung: Wie viele Kreißsäle sind belegt, wie viele Frauen sind als Einleitung oder Sectio geplant, welche Ärzte oder Ärztinnen sind eingeteilt.

Im Schnitt kommen drei bis vier Kinder pro Schicht auf die Welt. Nachts sind es meist mehr als am Tag. Ich nehme mir einen Kaffee aus der Kanne, die die Nachtschicht bereitgestellt hat.

Meine drei Kinder lieben es, wenn ich Nachtschicht habe. Dann geben sie abends ihre Bestellungen auf, und wenn ich am Morgen nach Hause komme, gibt es für alle was vom Bäcker. Mir gefällt die Spätschicht am besten. Ich kann morgens die Kinder fertig machen, tagsüber Frauenbesuche, Abrechnungen. Und am Nachmittag und Abend bin ich im Kreißsaal nicht so k.o. Anders als während der Nachtschicht, dieser irreführenden Zwischenzeit. Wenn der eine Tag noch nicht vorbei ist, der andere aber schon angefangen hat. Wenn man bei der Dokumentation jedes Mal überlegen muss, ob eine Geburt gestern oder heute war. Und wenn man sich zum Feierabend von den Kolleginnen nur mit »bis später« und nicht mit »bis morgen« verabschiedet, weil die nächste Nachtschicht am selben Tag beginnt. Die Schichtleitung versucht, die Schichten gerecht zu verteilen. Jede von uns muss alle Schichten einmal machen. Mein Mann findet das durcheinander. Ich mag eigentlich genau das.

Ich bin erst spät Hebamme geworden, mit Mitte dreißig. Davor habe ich was ganz anderes studiert, ein paar Jahre in der Werbung gearbeitet. Erst

Agenturseite, dann Kundenseite, viel Excel. Zahlen, Ordnung herstellen war das, was ich mochte. Aber jeden Morgen zur selben Zeit im Großraumbüro aufschlagen, durch den Tag hetzen und dann nachmittags Kinder abholen, Unterhaltung managen, einschlafen – und wieder von vorne, alles immer gleich, das kann ich mir nicht mehr vorstellen.

Bei der Schichtübergabe gehen wir nun ins Detail: Wo liegt welche Frau, welche Besonderheiten gibt es, dann werden die Frauen eingeteilt.

»Das Paar in Aufnahme 1, die kenne ich von gestern«, sagt Anita.

Eine andere Kollegin meldet sich: »Wenn Frau Nguyen in Kreißsaal 3 nur Englisch kann, dann würde ich lieber das Paar in Aufnahme 1 nehmen.«

Ich nehme Frau Nguyen in Kreißsaal 3 und Frau Bovek in Aufnahme 3. Frau Bovek kenne ich schon von der Kontrolle wegen der Geburtsterminüberschreitung. Ihr Mann fragt besonders viel. Männer fragen immer mehr als die Frauen. Viele halten das im Vorfeld noch aus, aber unter der Geburt werden die meisten Frauen ehrlich.

Wir gehen Richtung Aufnahme 3. Auf dem Weg zeigt mir die Kollegin, die Frau Bovek in der Nacht hatte, das Partogramm: Halb zwei der Blasensprung, dann beginnende Wehentätigkeit. Frau Bovek sitzt in ihrem Bett, und als ich gerade erst durch die Tür bin, sagt sie schon: »Die Schmerzen sind noch aushaltbar.«

Plötzlich stützt sie sich auf die durchgestreckten Arme und lehnt sich nach hinten. *O nein,* denke ich sofort, *das wird ein Sternengucker.*

Sie schürzt die Lippen und beginnt hörbar zu atmen.

»Sie können trotzdem weiterreden, das geht«, keucht sie, und ich muss lächeln.

»Machen Sie sich keine Sorgen um mich, Sie machen das gut«, antworte ich freundlich.

Dann ist die Wehe vorbei, ihre Körperspannung lässt nach. »Jetzt tief in den Bauch zum Baby atmen. Und beim Ausatmen entspannen.« Sie macht mit. »Das wird noch einen Moment brauchen. Wir bleiben ein bisschen hier in der Aufnahme. Sie können frühstücken. Dann schreiben wir ein CTG und ziehen nachher um in einen Kreißsaal.«

»Ist mein Mann da?«

»Ich schaue mal.« An der Tür drehe ich mich noch mal zu ihr um. »Wenn was ist, müssen Sie nur klingeln.« Ich zeige auf die Schnur, sie nickt. »Und ansonsten einfach die Ruhe genießen.«

Von Frau Bovek in Aufnahme 3 zu Frau Nguyen in Kreißsaal 3. Die Hebamme, die Frau Nguyen in der Nacht hatte, sitzt mit dunklen Augenrändern neben dem Bett.

»Nicht leicht«, flüstert sie. »Kein Deutsch, bisschen Englisch, keine Begleitung, eine PDA. Sie schläft.«

»Okay.« Ich hebe die Decke. Die PDA sitzt gut, ich bin erleichtert. »Musst du noch eine Frau übergeben?«

Sie schüttelt langsam den Kopf. »Nur die eine.«

»Na dann, heute mal pünktlich raus.«

Sie steht auf, sagt »halt durch« und schlurft zur Tür.

Ich decke Frau Nguyen zu und gehe vor zur Kanzel. Niemand ist dort. Ich setze mich, dokumentiere die Übergaben und versuche mit der Tafel an der Wand auszumachen, in welchem Kreißsaal Anita gerade sein könnte. Acht Kreißsäle haben wir insgesamt. In einer Schicht kamen mal neun Babys zur Welt. Meine Kinder fragen immer, wie vielen Babys ich auf die Welt geholfen habe, und sind enttäuscht, wenn es ausnahmsweise mal keines gab.

Eine Geburt bedeutet jedes Mal einen neuen Menschen. Und eine neue Welt. Neue Eltern. Manche zum ersten Mal, andere ein weiteres Mal. In einem Fotoalbum habe ich ein Bild von mir mit dem ersten Baby im Arm, dem ich in der Ausbildung auf die Welt geholfen habe. An die erste Familie, für die ich in einer Schicht allein verantwortlich war, erinnere ich mich auch. Bis heute wird in dem Moment, in dem es so weit ist, alles ganz klein, konzentriert. Damals, in der Ausbildung, hätte ich mir nicht vorstellen können, dass ich heute manchmal nur mithilfe der Unterlagen rekonstruieren kann, welche Babys es gestern, vorgestern, letzte Woche waren.

Ich hole mein Telefon raus, um Anita zu fragen, wie es ihr geht. Aber auf dem Sperrbildschirm steht eine WhatsApp. »Kannst du heute kommen?«

Eine der Frauen, die ich freiberuflich neben dem Kreißsaal betreue. Sie ist Erstgebärende und *30+2*. Ich tippe auf Daumen nach oben. Dann trage ich meinen Besuch bei ihr in den Familienkalender ein. Mein Mann bekommt dann eine Nachricht und weiß, dass er am Abend dran ist. Hoffentlich hat er nichts vor, sonst gibt es wieder Stress. »Um deine Frauen kümmerst du dich, aber was ist mit mir?« – »Sind dir die anderen Kinder wichtiger als unsere?« – Immer dasselbe. Wie ich ohne die freiberufliche Arbeit auf meinen Teil der Kosten kommen soll, darauf hat er keine Antwort. Dass zweitausend Euro netto zu wenig sind, um eine eigene Wohnung für mich und die Kinder zu bekommen, hat unsere Ehe schon häufiger gerettet. Mit meiner Siebzig-Prozent-Stelle im Kreißsaal kann ich meinen Anteil zu Hause bezahlen. Aber für so was wie Urlaub, private Altersvorsorge oder um etwas zu sparen, arbeite ich zusätzlich freiberuflich. Immer so zwei Frauen, plus minus. Theoretisch wäre es auch möglich, nur im Kreißsaal zu arbeiten. Aber das saugt einen total aus. Vor Kurzem hatte ich eine Frau, die nach jeder Wehe fragte, ob ihr Kind noch lebt. Es schlaucht, wenn man da empathisch bleiben will. So richtig merke ich das oft erst, wenn ich die Geburt dokumentiere. Wie viel Last dann abfällt. Die freiberufliche Arbeit mit Vor- und Nachsorge kann ich auch besser skalieren. Wenn es zu viel wird, reduziere ich auf eine. Wenn mal mehr möglich ist oder ein Urlaub ansteht, nehme ich drei Frauen an. Für einen Wochenbettbesuch kann ich seit der letzten Erhöhung einen Satz von vierzig Euro achtunddreißig abrechnen. Die Versicherer glauben, man braucht zwanzig Minuten. Das sind zehn für die Mutter, zehn fürs Kind. Wie man da ein Verhältnis aufbauen soll, frage ich mich. Wenn man länger braucht, geht es zu eigenen Lasten, der Satz ist fix. Bei Privatversicherten wird das Doppelte abgerechnet. Natürlich ist Geld ein problematischer Anreiz. Man fehlt denen, die weniger haben. Andererseits kämpfe ich ohnehin, dass überhaupt etwas übrig bleibt: Steuer, Haftpflicht, Equipment wie Waage, Tücher oder Cremes, das Abo für die Abrechnungssoftware. Deshalb sage ich nicht Nein, wenn sich eine Private anbietet.

Plötzlich schlägt eine Tür auf, und eine Hebamme stürzt aus Aufnahme 1 heraus auf mich zu. Das Paar, das heute Nacht kam.

»Kannst du schnell ein Bett organisieren?«

»Was ist los?«

»Das Baby ist gerade einfach geboren.« Sie reißt die Schranktür auf, greift ein Geburtenset. »Erst Blut, plötzlich liegt die Nabelschnur zwischen den Vulvalippen und mit einem Mal kommt es.« Sie rennt wieder raus.

Ich nehme das Telefon. »Ich brauche ein Bett in Aufnahme 1«, der Pfleger bestätigt, ich lege auf, klicke auf die Akte, scrolle nach unten – tief durchatmen. Der Geburtstermin des Babys wäre im November gewesen, allerfrühestens in siebzehn Wochen. Und jetzt das. Der Pfleger rollt mit dem Bett Richtung Aufnahme 1, ich halte ihn an und ziehe das Laken gerade, gehe mit, klopfe vorsichtig an die Tür. Da sitzen sie. Es ist ganz still. Die Frau drückt den Kopf in die Schulter ihres Mannes.

Von einem Moment auf den nächsten ist alles anders. Anders als erwartet. Anders als geplant. Anders als erhofft. Ich frage die beiden, ob sie jemanden haben, der sich jetzt um sie kümmert. Sie antworten nicht. Ich bleibe sitzen. Meine Kollegin kommt zurück, und ich nicke ihr zu, stehe auf und gehe leise raus.

Die Türklingel schrillt. Auf dem Monitor ist ein Mann mit einem Koffer zu sehen. Hinter seinem Rücken tritt eine junge Frau hervor, gebückt, sie stützt sich mit dem Unterarm an die Wand, legt den Kopf ab. Ich drücke den Summer, und er geht viel schneller auf mich zu als sie.

»Ich glaube, es geht los.«

Ich stütze die junge Frau. »Wie heißen Sie?«

Sie sagt ihren Namen, und ich gehe im Kopf die Aufnahmen und Kreißsäle durch. Kreißsaal 4 müsste bald fertig sein. Aber kann ich den jetzt schon blockieren? Dann klappere ich mit ihr die Standardfragen ab: Läuft Wasser? Antwort. Seit wann kommen die Wehen? Antwort. Das wievielte Kind? Antwort. »Wie oft kommen die Wehen?« Antwort. Wir halten an der Kanzel, ich öffne den Mutterpass: Glück gehabt. Gerade achtzehn geworden, sodass sie selbst entscheiden kann, ob sie eine PDA und so weiter bekommt. Anders als eine Sechzehnjährige vor ein paar Wochen, deren Mutter und Schwiegermutter die PDA abgelehnt hatten, weil sie im Internet gelesen haben, dass das die Wehen hemme. Die junge Frau setzt sich und lächelt mich an. Ich logge mich ein, suche die Akte, überlege, wer gerade Zeit haben könnte. »Sie müssen sich noch einen Moment gedulden.«

»Hier ist meine Versicherungskarte.«

»Alles okay bei Ihnen?«

»Ich habe gar keine Angst und freue mich einfach, dass es so weit ist.«

»Das ist toll.«

Der Mann lässt sie los, zeigt zur Wand. Die Lampe von Frau Nguyen in Kreißsaal 3 leuchtet. Ich stehe auf. »Bin gleich wieder da.«

»Hello«, sagt Frau Nguyen.

»Hello, I am your midwife for today.« Das versteht sie, dann nimmt sie ihr Telefon, und ich entsperre meines. Google Translate.

Ich drücke auf den blauen Punkt, frage, ob sie sich ausgeruht fühlt, warte kurz, das Telefon übersetzt.

Sie nickt.

»Jetzt können wir dem Baby näher kommen.« Warten, Übersetzung.

Sie schaut mich zweifelnd an. Sie tippt auf den blauen Punkt, warten, weiter warten, der Empfang im Kreißsaal ist schlecht, ich überlege, ob ich ihr Hotspot geben soll, dann übersetzt ihr Telefon doch, es sagt, die Wehen kommen nur noch in großen Abständen.

»Das liegt an der PDA«, antworte ich und deute auf den Schlauch. Warten. »Das ändern wir jetzt mit einem Wehentropf.«

Sie nickt.

Dann legen wir den Tropf an. Sie dreht sich auf die Seite und schläft wieder ein.

Auf dem Weg in die Kanzel stoße ich fast mit Anita zusammen. »Hey, wollen wir mal eine Minute?«

Letzte Woche ist eine Mutter, die Anita betreute, ein paar Stunden nach der Geburt verstorben. Den Mann, der die ganze Zeit vor und während der Geburt nicht von ihrer Seite gewichen ist, hat sie als ihren Bruder ausgegeben. Alle wussten, dass es der Vater des Kindes ist. Sie sprachen beide kein Wort Deutsch oder Englisch.

»Ist alles noch nicht so ganz vorbei in meinem Kopf«, sagt Anita.

Vorn an der Tür klingelt es.

Ich streiche ihr über die Schulter. »Bis dann.«

Sie dreht sich weg.

Ein Mann vor dem Eingang. Er atmet Rauch aus, zwei Kaffeebecher in einem Träger aus Pappe in der Hand.

»Ja?«

»Hallo, ich möchte zu meiner Frau.«

»Wie heißt Ihre Frau?« Aber dann erkenne ich ihn. Der Mann von Frau Bovek. Der Vielfrager.

Ich drücke den Summer und gehe zu meinem Rucksack, greife nach der Brotdose, doch so richtig kann ich jetzt doch nicht. Stattdessen tropfe ich etwas von dem Riechöl, das mir die Ukrainerin geschenkt hat, in die Hand, verreibe es und halte mir die Hände vor das Gesicht. Ich merke, wie ich runterkomme. Die Eltern, die ich freiberuflich betreue, bedanken sich oft mit einem Geschenk. Es überrascht mich jedes Mal, weil ich vergesse, wie sehr ich für einen kurzen Zeitraum Teil ihres Lebens werde. Eine Frau bekam anlässlich der Geburt Besuch von ihrer Mutter aus Damaskus. Der Flug war ausgefallen, und so war die Mutter extra mit dem Taxi nach Beirut gefahren, um mit einem neuen Flug pünktlich zu sein, hier, noch im Kreißsaal. Sie hatte dieses weiße Nougat mit Pistazien mitgebracht, und bevor sie zurückgeflogen ist, hat sie mir einen roten Überwurf gestrickt, den meine Tochter gern trägt. Der Favorit meines Mannes waren Ananas-Törtchen, die ich mal von einer taiwanesischen Software-Entwicklerin bekommen habe. Eine Start-up-Chefin schenkte mir einen Gutschein für ihr Stammrestaurant. Als mein Mann und ich dort ankamen, gab es auf Geheiß der Frau Champagner zum Empfang.

Meine Kollegin reißt mich aus der Erinnerung. Sie geht bedächtig mit dem kleinen Körbchen in den Händen an der Kanzel vorbei zurück zu dem Paar in Aufnahme 1. Wird ein Baby tot geboren, nehmen wir es einen Augenblick lang mit. Messen, wiegen – unter oder über 500 Gramm. Wir haben kleine Deckchen, in die wir sie einschlagen, und Mützchen und manchmal legen wir noch eine Blume dazu. Die Fußabdrücke drucken wir auf eine Karte, und dann gibt es diese Doppelanhänger mit zwei Sternen, von denen einer bei dem Baby bleibt, der andere ist für die Eltern. Sie sind am dankbarsten – diejenigen, bei denen es nicht gut geht. Sie müssen erst begreifen, dass auch sie Eltern geworden sind. *Elternwaisen.* Dass medizinisch alles seine Ordnung hat, scheinen die meisten für normal zu halten. Aber dass sich jemand danebensetzt und einfach Händchen hält, wenn es schiefgeht, ist für die meisten nicht selbstverständlich. Wenn ich nach solchen Situationen weine, fragt mich mein Mann, ob das wirklich der richtige Job für mich ist. Ob er mich nicht zu sehr mitnimmt.

Für Hebammen gibt es einmal im Monat eine professionelle Supervision. Die ist allerdings immer nachmittags, und wenn ich dann keine Schicht habe, muss ich in die Kita, zum Hort oder habe Hausbesuche. Einmal im Monat treffen wir Kolleginnen uns. Eine sucht eine Kneipe aus, und wir reden über alles, was schiefgegangen ist. Aber natürlich auch über alles andere. Und jedes Mal, wenn ich dort zwischen lauter Hebammen sitze, weiß ich, dass es der beste Beruf der Welt ist.

Frau Nguyen klingelt. Als ich reinkomme, krümmt sie sich gerade. Noch einmal. Und noch einmal. Die Abstände werden kürzer. Sie hält mir ihr Telefon entgegen. Ich warte. Dann lese ich die Übersetzung: »Mein Rücken zerreißt, wenn die Wehen da sind, ich möchte etwas gegen die Schmerzen.«

»Du hast eine PDA, ein stärkeres Mittel gibt es nicht. Die Schmerzen bedeuten, dass jetzt das Finale der Geburt ansteht.« Ich lächle, um zum Ausdruck zu bringen, dass das gut ist. Wieder warten auf die Übersetzung. Aber sie teilt meine Freude nicht, sondern windet sich ein weiteres Mal. Ihr CTG ist gut.

»Auf die Seite, on the side.«

Ich atme zwei Wehen mit ihr, damit sie nicht mehr die Luft anhält, wenn sich der Uterus zusammenzieht. Sie schließt die Augen. Ich lege meine Hand auf ihren Arm. Wir atmen zusammen. Ich schalte mein Telefon aus, und sie kommt zur Ruhe.

Raumwechsel. Frau Bovek läuft mit breiten Schritten durch die Aufnahme. Ich sehe, dass Kreißsaal 4 nun fertig ist, und wir gehen rüber. Ihr Vielfragermann schaut mit fahrigem Blick vom Bildschirm des Wehenschreibers auf. Ich komme seiner Frage zuvor: »Die Anzahl sagt nichts über die Wirksamkeit der Wehen.«

Er guckt mich resigniert an. Etwas, das er nicht kontrollieren kann.

Frau Bovek hält im Laufen inne. »Ohne die Wehen geht es. Aber in den Wehen tut es sehr weh.«

»Ist es auszuhalten?«

»Kann ich ein Schmerzmittel haben?«

»Haben Sie schon mal Zäpfchen probiert?«

Sie schüttelt den Kopf.

»Na dann.«

Ihr Mann sortiert Sachen, ich bringe ihr ein Zäpfchen. »Und jetzt einfach genauso weitermachen.«

Ich gehe zu der jungen Frau und dem Mann an der Kanzel zurück.

Aufnahme 2 ist frei.

»Wollen wir *du* sagen?«, frage ich und lotse sie in Richtung Aufnahmezimmer. Die beiden strahlen.

Auf dem Weg bleiben wir zweimal wegen einer Wehe stehen.

»Haben Sie – gibt es ein Schmerzmittel?«

»Dazu muss ich wissen, wie weit du bist.«

»Vorher möchte ich auf Toilette.«

»Klar.«

Ich zeige dem Mann, wohin er den Koffer stellen kann. »Die Jacke dort rüber.«

Nicht dass ich seine Hilfe bräuchte. Aber so ist er beschäftigt. Als die Frau wieder da ist, spüre ich ihre Aufregung. Ich bitte sie auf die Liege.

»Oha«, sage ich und schaue sie an. »Neun Zentimeter.«

»Was ist mit Schmerzmittel?«

»Für eine PDA ist es zu spät, fürchte ich.«

»So schnell?« Sie kann es nicht glauben.

Ich denke an Frau Nguyen und Frau Bovek, die die ganze Nacht über Wehen haben, deren Muttermund sich jedoch nur zögerlich öffnet.

»Wir können gleich in den Kreißsaal umziehen.«

Ich hole die sterilen Handschuhe und lege Tupfer und Nabelklemme zum Geburtenset. Eine Schüssel und kleine Vorlagen lege ich neben den Wasserhahn, um später warme Kompressen für den Damm zu haben. Und Öl, das kann man gerade gegen Ende immer gebrauchen.

Dann Gurte um, CTG an, Hände desinfizieren.

Ich frage: »Was ist eine gute Position für dich, um den Wehen zu begegnen?«

Sie schaut mich fragend an.

»Willst du lieber am Seil, auf der Seite, Vierfüßler?«

»Und Schmerzmittel?«

»Lachgas haben wir noch im Angebot.«

Sie nickt. Ich hole das Gerät und bleibe für die ersten Atemzüge sitzen. Sie schließt die Augen, und das Gas tut seine Wirkung.

Ich gehe noch einmal in den Kreißsaal nebenan.

Frau Nguyen windet sich in den Wehen, ich erreiche sie nicht. Ich lege ihr einen eiskalten Lappen auf die Stirn und einen sehr warmen an den Damm. Kurz entspannen. In diesem Kreißsaal ist vor ein paar Jahren auch meine dritte Tochter auf die Welt gekommen. Immer wenn ich hier bin, blitzen die Erinnerungen auf. Es war ein kraftvoller Moment. Ganz und gar selbstbestimmt. Ich erinnere mich noch genau, wie mit einem Mal dieses Gefühl in mir hochkam, ihre Mutter zu sein. Unmittelbar und vollkommen anders als bei den Geburten meiner beiden anderen Töchter. Eine per Sectio, eine per Vakuumextraktion, und bei beiden bin ich bis heute unsicher, ob es nicht auch anders hätte laufen können, genauso selbstbestimmt. Wenn die Hebammen und ich mehr gesprochen hätten. Oder auf eine andere Art. Das macht einfach einen Unterschied. Deshalb ist es mir das Wichtigste, dass »meine« Frauen möglichst in allen Phasen der Geburt selbst entscheiden können.

Die nächste Wehe übernimmt den Körper von

Frau Nguyen, und sie wirft sich hin und her. Ich bitte eine Ärztin dazu. Frau Nguyen und ich atmen zusammen, halten Blickkontakt. Und dann geht es los; ein paar Minuten nur, und ihre Tochter kommt auf die Welt.

Ich gebe sie ihr auf die Brust. Frau Nguyen ist ganz ruhig. Sie küsst ihr Kind. Erst in diesem Augenblick merke ich, wie die Welt um uns herum zurückkommt, es wieder mehr als uns drei, diesen Raum und dieses Ereignis gibt. Nach der Plazentageburt prüfe ich noch, ob etwas genäht werden muss, mache sie und das Baby frisch, schüttele ein Kissen auf und lege es neben sie.

»Alles in Ordnung. Herzlichen Glückwunsch«, flüstere ich. Ich lege ihr Telefon an die Seite, stelle ein Glas Wasser auf den Schrank und zeige auf die Klingel.

»I am next door.«

Sie lächelt und sieht kräftig aus.

Bevor ich die Tür zu Kreißsaal 2 öffne, um nach der jungen Frau zu sehen, nehme ich aus dem Augenwinkel Anita wahr, die nach draußen geht. Als ich bei ihr ankomme, macht sie sich gerade eine Zigarette an.

»Und der Vater? Der eingetragen war? Hast du was von dem gehört?«

In den Papieren der Frau, die kein Wort Deutsch oder Englisch sprach, stand ein Deutscher. Um diese Fälle ranken sich viele Gerüchte. Der Mann hinter dem Namen wird vermutlich zwei-, dreitausend Euro dafür bekommen haben, mehr hat er damit nicht zu tun. Das Kind kann dann hierbleiben und die Mutter auch – wenn alles nach Plan verläuft.

»Der Sozialdienst hat gesagt, sie dürfen mir nicht viel sagen. Aber sie haben den Typen wohl ermittelt.«

»Stell dir vor, du sitzt da in deiner Küche und dann klingelt die Polizei und sagt, du hast ein Kind. Nur weil das irgendwo auf einem Formular steht.«

»Ehrlich gesagt, mache ich mir um den Typen am wenigsten Sorgen.«

»Überleg mal, der leibliche Vater.«

Ich erinnere mich an Anitas Schilderung, wie rührend er sich gekümmert hat. Dass er nach der Geburt, als noch alles gut schien, anfangen wollte, den Kreißsaal selbst zu reinigen.

Wir sagen beide einen Moment nichts.

»Der sitzt jetzt da irgendwo.« Anita zeigt mit der Zigarette zwischen den Fingern in Richtung Park. »Und weiß, hier in dem Haus liegt sein Kind, und er ist der einzige Mensch auf der Welt, der zu ihm gehört, und er darf es nicht anfassen. Weil sein Name nicht auf dem richtigen Zettel steht.« Sie wischt von der Nasenwurzel mit dem Daumen nach außen. »Kein Wort Deutsch. Kein Status. Wie soll so einer der Behörde erklären, was passiert ist?«

»Jugendamt?«

»War schon da. Das Baby wird heute oder morgen abgeholt.«

Von drinnen winkt eine Kollegin.

Ich ziehe die Tür einen Spalt auf.

»Kreißsaal 2 tönt!«

Ich recke den Daumen hoch und drehe mich zu Anita. »Die 2 ist so weit. Kannst du für mich mal in die 4 gehen? Frau Bovek. Alles gut bei denen, er ist ein bisschen aufgeregt, aber sie wuppt das.«

Anita nickt mir zu. »Na dann los.«

Um Punkt vierzehn Uhr warten die Hebammen der Spätschicht zur Übergabe in der Kanzel. Erst als meine Kolleginnen die Frauen durchgehen, bekomme ich ein Gefühl dafür, was sich hinter den vielen anderen Türen an diesem Vormittag noch alles abgespielt hat. Die Frau mit der Fußballmannschaft, auf deren Anmeldebogen hinter *Aufnahme* 13:02 Uhr steht und hinter *Geburt* 13:04 Uhr – direkt in die Hände meiner Kollegin. Beide Profis.

Der Rechtsanwalt, der das Messgerät vom Arm seiner Frau löste und bat, man möge ihm Blutdruck messen, er habe das Gefühl, ihm platze eine Ader auf der Stirn. Die Studentin, die ihrem Partner zwischen zwei Presswehen offenbarte, dass er nicht der Vater ist. Er rannte raus und stand anderthalb Minuten später wieder neben ihr.

Nach dem Umziehen gehe ich langsam zum Fahrrad und presse für ein paar Atemzüge die Luft lang durch die Lippen. Ich schüttle das Krankenhaus ab, den Geruch nach Desinfektionsmitteln, Linoleum und vielen Menschen. Meine Schwangere wartet auf den Hausbesuch, dann Kita, dann Hort. Und dann sind meine Kinder dran.

*»als hätte ich dir Leben eingehaucht, das meine Welt aus den Angeln hebt«*

TULLIO ZANOVELLO

## Überraschung

Seit einer Weile beobachte ich
unseren Säugling, die stille Sphinx.
Seit Wochen der Mutter entbunden,

liegt sie in der Wiege, die weder gluckst,
noch pulsiert und keine unterseeische Stimme
erfüllt. Über ihr dreht sich das Universum

eines Mobiles: die Sonne, Saturn, die Erde
und der blasse Mond. Auch der grüne Mars,
die rote Venus und fremde Ziffernwelten.

Alles Planeten aus Kupferdraht
und farbigem Papier. Die Sonne gar
hat rote, grüne und blaue Strahlen,

um die Finsternis des Weltalls
mit bunten Lichtblicken zu erhellen.
Auch meine Augen glänzen. Überzeugt,

meine Schweigerin merke nichts, küsse ich sie
von ganz nah, doch ohne sie zu berühren,
als lägen Welten zwischen uns.

Ich will sie nicht wecken, doch mein Atem
streift sie, vielleicht – ihre Hellhörigkeit
ist fürchterlich: Mit einem Mal lächelst du,

und wie durchschaut zucke ich zurück.
Mit dem Kopf stoße ich gegen das Mobile,
und um mich tanzt der ganze
Pappmaché-Kosmos

an schwarzen Löchern, wirren Sternzeichen
und fremden Aszendenten, als hätte ich dir
Leben eingehaucht, das meine Welt
aus den Angeln hebt.

*»Wir hören niemals auf,*
*auch ein Kind zu sein, und weil ich*
*nun erwachsen bin, darf ich*
*mir eine Mutter sein.«*

CLARA SCHAKSMEIER

# Mir eine Mutter

Ich sitze als frischgebackene Patentante neben Mareike und beobachte, wie sie ihr neugeborenes Kind im Arm trägt. Es ist warm in dem kleinen Wohnzimmer, es riecht nach Kräutertee und Lavendel. Das Licht ist gedämpft, die Mittagssonne schimmert durch die Vorhänge. Mareike lächelt selig, als die winzige Hand ihren Finger umschließt. Wir kennen uns seit unserem dritten Lebensjahr und nun – ich kann es nicht fassen: Nach nur neun Monaten wurde aus meiner Sandkastenfreundin, aus der reiselustigen Frau, die für jeden Schabernack zu haben ist, eine sanft lächelnde Mutter. Mareike gibt dem Baby die Brust. Nachdem er eingeschlafen ist, legt sie den Kleinen sanft ins Bett. Er wird wieder wach, sie nimmt ihn auf, küsst, umarmt, tröstet, wickelt ihn. Tim kommt dazu und bringt uns frischen Tee und Gebäck. Der Raum ist voller Liebe, Fürsorge und Wärme, und es ist das Größte für mich zu beobachten, wie Mareike und Tim nun als Eltern ihr Kind liebevoll umsorgen.

Alles flüstert sanft: *Du bist hier sicher, wir haben dich lieb. Wir, deine Eltern, wir sind da.*

Eltern beeltern. Sie ziehen ihr für alle sichtbares Kind groß und umhegen es. Sie halten es im Arm, schieben es im Kinderwagen, begleiten es an der Hand zur Schule und führen es später zum Abendessen aus, wenn es in den Semesterferien zu Besuch ist. Eltern kümmern sich um ihr Kind, damit es wächst und gedeiht, ein Leben in Sicherheit und Verbundenheit führt und das tut, was auch immer es auf dieser Welt tun mag.

Doch es gibt auch Kinder, die wir nicht sehen, die allerdings nicht weniger Fürsorge und Aufmerksamkeit bedürfen. Die Kinder in uns, besonders die verletzten. Ich gebe zu, dass ich lange Zeit mit den Augen gerollt habe, wenn ich vom inneren Kind las oder hörte. Das Konzept stammt aus der Psychologie und erlangte in den letzten Jahren durch Stefanie Stahls *Das Kind in dir muss Heimat finden* auch an deutschen Küchentischen Bekanntheit. Viele Ratgeber und Coachingansätze kreisen auch außerhalb von Therapien um das Thema und geben Impulse, um mit dem inneren Kind in Kontakt zu kommen.

Ich wurde von der Pädagogin zur Heilpraktikerin für Psychotherapie und zur traumasensiblen Coach. Dabei lernte ich, dass innere Kinder nicht nur eine Metapher, sondern etwas sehr Reales sind. Innere Anteile sind Muster, die die Vergangenheit in den Strukturen unseres Nervensystems hinterlässt, oder besser gesagt, gebildet hat. Wir alle haben wiederholt bestimmte Erfahrungen gemacht, gute wie schlechte. Entsprechend zahlreich können auch unsere Anteile sein. Durch wiederholt gute Erfahrungen können ressourcenreiche Anteile entstehen, wie eine mutige Entdeckerin oder ein geduldiger Zuhörer. Es gibt aber auch verletze Anteile, die aufgrund wiederholter negativer Erfahrungen entstanden sind. Manche davon sind mit großer Wahrscheinlichkeit kindliche Anteile.

Ich habe ein verletztes Kind in mir. Beim Thema Leistung bin ich keine fünfunddreißig, ich bin neun Jahre alt. Aus einer Arbeiterfamilie kommend, war es meinem Vater wichtig, mir durch ein gutes Abitur und ein Studium ein Leben in finanzieller Sicherheit zu ermöglichen. Es hing von meinen schulischen Leistungen ab, ob ich geliebt wurde oder nicht. Gute Noten wurden gelobt, schlechte bestraft. Die Erfahrung wiederholte sich von der dritten Klasse bis zum Abitur. Das neuronale Netzwerk festigte sich. Auch heute noch reagiere ich intensiv auf Bewertung, Kritik oder Ablehnung, ich bebe innerlich und weine vielleicht sogar. Ich gebe stets mein Bestes, strebe nach Perfektion. Denn ein Fehler kann bedeuten, dass mir Liebe und Aufmerksamkeit entzogen werden, obwohl ich es besser weiß und eigentlich erwachsen bin.

Ich *bin* erwachsen, nicht nur eigentlich. Ich bin erwachsen, und das bedeutet, Verantwortung zu übernehmen, für sich und für die alten Wunden. Die meisten von uns können benennen, wo unsere Eltern das ein oder andere nicht so gut gehandhabt, uns vielleicht sogar zutiefst verletzt haben.

»Wir müssen irgendwann aufhören, uns die Eltern so zu wünschen, wie sie nie waren. Und damit Frieden finden, indem wir uns irgendwann selbst fürsorglich versorgen, wie wir uns das immer gewünscht hätten«, sagt Sandra Konrad, Psychologin, in einem Interview mit Deutschlandfunk Kultur.

Mein verletztes unsichtbares Kind lernte ich während einer Therapie kennen, und dann übte ich mich darin, sie nachträglich zu beeltern. Ich wurde mir eine Mutter. Ich versorge die kleine Clara und mich mütterlich, lasse ihr die väterliche Fürsorge zukommen, die sie damals gebraucht hätte. *Du bist gut, so wie du bist, Clara. Eine Fünf in Mathe sagt nichts über deinen Wert aus. Du bist hier sicher. Ich hab dich lieb. Komm, wir kaufen uns ein Eis. Ich, die erwachsene Clara, bin nun da.*

Reparenting oder zu Deutsch Nachbeelterung beschreibt eine pädagogische und therapeutische Methode, in der neue Erfahrungen geschaffen, Sicherheit vermittelt, Bedürfnisse befriedigt und alte Muster überlernt, also neuronale Strukturen neu ausgebildet werden. Das kann helfen, kindliche Verhaltens-, Denk-, Gefühls- und Beziehungsmuster zunächst wahrzunehmen und anschließend alternative Handlungsmöglichkeiten zu erproben. Bei psychischen Erkrankungen, emotionaler Instabilität oder traumatischen Erlebnissen ist es wichtig, sich professionelle Unterstützung zu suchen, denn die Arbeit mit verletzten Anteilen kann sehr intensiv und aufwühlend sein.

Ich gehe sanft in Kontakt mit der kleinen Clara und wende mich ihr zu. Ich werde mir eine Mutter, indem ich achtsam meiner kindlichen Anteile gewahr werde. Wann wird ein verletzter kindlicher Anteil aktiv? Was denkt und fühlt die kleine Clara? Was braucht sie? Wie kann ich ihr das geben? Ich nehme mir Zeit zum Reflektieren und schreibe meine Erkenntnisse auf. Manchmal schreibe ich der kleinen Clara auch einen Brief, trete mit ihr in Dialog, sage ihr aus meinem erwachsenen Selbst heraus die Dinge, die sie trösten, und kann merken, dass etwas in mir heilt, als könnte ich die Vergangenheit umschreiben, sie heller und wärmer werden lassen.

Reparenting beginnt mit dem bewussten Entschluss, aus dem erwachsenen Selbst heraus das verletzte innere Kind anzuerkennen und zu umsorgen. Das Re- vor das Parent zu spannen. Eltern zu werden, für sich selbst. Sich nachträglich all das zu geben, was man als Kind gebraucht oder gehört haben sollte. Es hilft, das verletzte, unsichtbare Kind zunächst kennenzulernen. Wie sieht es aus? Was denkt es, was sind seine Überzeugungen? Wie spricht es? Was möchte es? In welchen Situationen zeigt es sich? Woran wird deutlich, dass nun dieser Anteil präsent ist? Wie fühlt sich das an? Wie verhält sich das Kind? Was braucht es? Ziel ist es, dem inneren Kind die nötige Sicherheit und Liebe zu geben, die es früher gebraucht hätte oder jetzt noch nachträglich benötigt. So kann man eine gewisse Distanz zu kindlichen Gedanken und Emotionen aufbauen und sich nicht mehr vollständig darin verlieren. Im Idealfall handelt man immer öfter aus einer erwachsenen Perspektive heraus und wählt bewusst einen neuen Umgang mit diesen Gefühlen. *To respond instead of react.* Erwachsenwerden halt, auf allen Ebenen.

Reparenting muss nicht immer mit einer intensiven Auseinandersetzung mit sich selbst und den inneren Anteilen einhergehen, sondern kann im Alltag durch kleine Gesten der Sanftheit und Selbstfürsorge geschehen. Angefangen mit der Erfüllung der eigenen Grundbedürfnisse. Wie oft schlafen wir zu wenig, essen ungesund oder übernehmen uns? Eine fürsorgliche Mutter oder ein achtsamer Vater würden ihrem Kind in Zeiten der Überforderung liebevoll den Kopf streicheln, etwas Nahrhaftes kochen, es trösten und ermutigen, sich auszuruhen. Reparenting kann heißen, sich nach einem langen Arbeitstag ein Eis zu kaufen, zu malen, sich auszutoben. Reparenting findet sich in einem liebevollen inneren Dialog: »Okay, ich habe einen Fehler gemacht, aber das ist in Ordnung. Jetzt weiß ich es besser und kann es nächstes Mal anders machen.« Oder: »Ich habe mein Bestes gegeben, und das ist genug. Ich bin genug.« Diese Gesten mögen klein erscheinen, sind jedoch ausgesprochen heilsam.

Mutter und Vater für die kleine Clara zu werden hat mir zu innerer Sanftheit verholfen. Ich bin nachsichtiger mit mir und der Welt, verstehe mich besser, lerne meine Wunden kennen und mich um sie zu kümmern. Meine und auch die anderer Menschen. Wir alle sind Kinder, haben Kinder – sichtbar oder unsichtbar. Wir alle haben Eltern, die auch verletzte innere Kinder haben. Die durch die Geschichte des 20. Jahrhunderts geprägt sind, manchmal noch Kriege oder Flucht miterlebt haben, und meist noch nicht auf umfangreiche Therapieangebote zurückgreifen konnten. Wir dürfen anerkennen, dass es nicht immer leicht ist.

Ich halte mein inzwischen eingeschlafenes Patenkind im Arm und spüre seinen Herzschlag an der Brust. Er riecht nach Karamell. Ich blicke auf und schaue die beiden jungen Eltern an, wir lächeln. Ich sehe uns in diesem magischen Moment, uns drei Erwachsene, und ich sehe unsere unsichtbaren Kinder. Vor allem sehe ich Mareike und Tim auch in ihren frisch geborenen Elternrollen.

Eltern werden nur langsam zu Eltern, sind selbst Kinder von Kindern. Nicht-Eltern sind Kinder – und können Eltern sein. Mit all dem Unsichtbaren braucht es mehr Nachsicht und Sanftheit in der

Welt. Wir tragen so viel mit uns. So sanft, wie wir mit einem kleinen Kind sprechen, es umsorgen und trösten, so sanft dürfen wir sein zu uns selbst und zu allen anderen. Wir dürfen lernen, wie Eltern zu sprechen, fürsorglich und liebevoll. Wir hören niemals auf, auch ein Kind zu sein, und weil ich erwachsen bin, darf ich mir nun eine Mutter sein.

*»Alle können durch eine Handlung, einen Akt der Empathie, eine Geste des Verstehens, das Teilen von Wissen queere Elternschaften spenden.«*

TOBIAS SCHILLER

# Wurzelgeflecht

Und was ist mit Enkelkindern? Das kann ich mir dann wohl abschminken.«

Diese rhetorische Frage samt der sogleich selbst gegebenen Antwort war eine der Reaktionen meiner Mutter auf mein Coming-out. Sie stand an zweiter Stelle, nach der bangen Sorge, wer davon wisse, ob vielleicht die Nachbarn …? (Nein, die Nachbarn wussten's nicht.) Doch es war die Frage, die mir am hartnäckigsten in Erinnerung blieb.

Die Nachbarn wussten es irgendwann doch, und es änderte sich nichts. Ich zog wenige Jahre später in eine entfernte Großstadt, wie so viele queere Menschen meiner Generation und derer davor. Aber die Frage blieb. Als Nebenbemerkung, ein kurzer Halbsatz, scheinbar beiläufig dahingesagt, nahm sie der sich allmählich entwickelnden Akzeptanz die Luft. Eine kleine Speerspitze des Patriarchats, die sich mir in die Seite bohrte, subtil und treffsicher die Grenzen der Zugehörigkeit markierte.

Sosehr mich diese Frage schmerzte, verärgerte, so offensichtlich war sie Produkt einer Erzählung, die auf Fortpflanzung beruhte: Elternschaft, Vererbung, Weitergabe – Kinder, Häuser, Nachnamen, Berufe, Gesichtszüge. Ein Fortsetzungsroman, dessen Handlung sich immerzu wiederholte, wenn auch die Charaktere sich ändern mochten; wie die billigen Romanheftchen, die meine Großmutter Woche um Woche kaufte, weil sie Trost in ihrer Vorhersehbarkeit fand.

In dieser Erzählung bedeutete mein Coming-out die Unmöglichkeit von Elternschaft, mein Ast des Stammbaums schien im Absterben begriffen. Es verwunderte mich, dass mir die Elternschaft so klar abgesprochen wurde, denn meine queere Identität und mein Begehren gingen weder mit Zeugungsunfähigkeit noch mit der Abwesenheit eines Kinderwunschs einher. Auf meinen Einwand, ich könne in der Zukunft mit einem Partner ein Kind adoptieren, entgegnete mir mein Vater nachdenklich, das sei nicht dasselbe. Er musste nicht erklären, was er damit meinte.

Meine Queerness war für meine Eltern eine gewaltige Irritation. Eine Erzählung, deren Ausgang sie nicht kannten; ein Genre mit anderen Versatzstücken und Elementen, das sie an die Grenzen ihres

Wissens brachte und ihr Elternsein herausforderte. Wie sollten sie mich auf dieses Leben vorbereiten, das sie selbst nicht kannten? Dessen Andersartigkeit(en) sie schlaglichtartig in klischeehaften Fernsehberichten, Gerüchten oder Zeitungsartikeln wahrnahmen?

Viele meiner queeren Freund:innen haben ähnliche Erfahrungen gemacht. Wir nennen es manchmal spaßeshalber »Die Krise der heteronormativen Elternschaft«, auch und gerade weil darin immer noch ein kleiner Schmerz steckt. Ein Jugendfreund wurde zu Weihnachten etwa von seinem Vater gefragt, was man »euereins« denn schenke, als habe sich sein Sohn über Nacht in eine andere, unbekannte Spezies verwandelt. Auch die Frage, was man als Eltern falsch gemacht habe, oder das mal wütend, mal fassungslos ausgesprochene »von mir hast du das nicht!« ziehen sich durch meine eigene wie die Biografien vieler mir nahestehender Menschen. Sie markierten den Punkt, an dem unsere Eltern am Ende des eigenen Erfahrungswissens anlangten.

Wenn ich an queere Elternschaft denke, denke ich oft an diese Momente. An die Fragen, aber auch Potenziale, die da entstehen, wo unsere heterosexuellen Eltern nicht mehr weiterwussten. An die Menschen, die in meinem Leben Orientierungspersonen wurden, Elternfunktionen eingenommen haben und noch immer einnehmen. Die Rückhalt geben, mit uneingeschränkter Akzeptanz und Lebenswissen an unserer Seite stehen.

Manuel war ein drei Jahre älterer Schulfreund, den ich in der Oberstufe kennenlernte. Er war außerhalb der Schule geoutet, hatte bereits eine Beziehung und schien auf jede Frage eine Antwort zu haben. Mit ihm erkundete ich Dating-Plattformen, den queeren Buchladen in der Nähe und ging das erste Mal in eine queere Bar. Er wurde mein Notrufkontakt bei ersten Dates. Eine SMS mit einem Codewort reichte, damit er mich anrief, um mir eine Ausrede zu liefern, mit der ich die Situation verlassen konnte.

Adrian lernte ich in einem queeren Treff kennen und er zeigte mir die queere Infrastruktur der nächstgelegenen Großstadt. Benita war Barkeeperin, deren Ohren und Augen immer offen waren und die mir schon beim Kennenlernen ihre Handynummer gab, sollte ich einmal die letzte Regionalbahn nach Hause verpassen. Mit Stephan verlor ich mich bei Persico zu Disco-Hymnen auf der Tanzfläche und redete später bei Kater und Pommes über Diskriminierungserfahrungen und Sehnsüchte.

All diese Menschen gaben mir Orientierung und

Halt, griffen mir unter die Arme, waren auch mal streng, wenn ich es brauchte, leuchteten mir den Weg zu einem selbstbestimmten Leben. Und sie zeigten mir vor allem eines: dass queeres Leben Freude sein kann.

In ihrem Handeln, ihrer Präsenz liegt für mich eine Form der Elternschaft, die es in queeren Communitys seit Langem gibt. Sie ist weder biologisch begründet, noch lässt sie sich an Alters- oder Generationengrenzen festmachen. Dem hierarchischen Stammbaum setzt sie ein rhizomartiges Wurzelgeflecht entgegen. Jederzeit offen für Verbindungen, ohne festgeschriebene Rollen, aber mit dem Wissen um die Notwendigkeit gegenseitiger Fürsorge. Ein sicherer Hafen des Verständnisses.

Diese queere Elternschaft existiert für mich im Plural, als Elternschaften, die zeitlich unbestimmt sind, sowohl spontan entstehen als auch Teil langjähriger Bekannt- und Freundschaften sein können. Manchmal treten sie nur für wenige Stunden in Erscheinung. So setzte sich am Abend des Tages, an dem sich mein erster Freund überraschend von mir trennte, eine etwa fünfzigjährige Frau auf den Platz neben mir in der S-Bahn, obwohl der ganze Wagen leer war. Ein kleiner »Dyke«-Aufnäher prangte am Revers ihrer Jacke. Wie sich herausstellte, war sie mir von dem Park aus gefolgt, in dem meine Beziehung ihr Ende fand. Sie hatte die Szene beobachtet, verstanden, worum es ging, und mich nicht allein lassen wollen. Sie nahm meine Hand, sagte, dass es für uns leider immer noch schwerer sei, aber besser würde, denn wir hätten einander. Dann stieg sie wieder aus und hinterließ mich mit all dem, was ich in diesem Moment wissen musste.

Wir sind uns nie wieder begegnet, haben uns einander nicht vorgestellt. Doch sie hat mir Rückhalt gewährt. Ein Akt queerer Elternschaft, der mir zwanzig Jahre später noch als Gefühl präsent ist. Diese Momente der Fürsorge erinnern mich an das im angloamerikanischen häufig verwendete Sprichwort afrikanischer Herkunft, »It takes a village to raise a child.« Für die queere(n) Elternschaft(en) würde ich aus dem »Dorf« eine »Community« machen. Die Idee von Gemeinschaft, Solidarität und Fürsorge bleibt jedoch dieselbe.

Alle können durch eine Handlung, einen Akt der Empathie, eine Geste des Verstehens, das Teilen von Wissen queere Elternschaften spenden. Und so hat sich die Bedeutung einer eigenen Elternschaft für mich gewandelt. In den letzten Jahren habe ich immer wieder die Rolle der queeren Elternschaft übernommen. Mal über Monate hinweg, mal in einem intensiven Gespräch eine Nacht hindurch. Ich möchte Nähe, Akzeptanz, Erfahrung und Liebe dort weitergeben, wo sie benötigt werden und wo ich es kann. Dafür braucht es für mich keine traditionelle Elternschaft.

Es ist nun fast zwanzig Jahre her, dass meine Mutter mir die Frage nach den Enkelkindern zum ersten Mal gestellt hat. Über die Zeit hat sie mehr und mehr Menschen meines Wurzelnetzwerks kennengelernt und dessen Fürsorge in schwierigen Situationen selbst erfahren. Und am Ende steht nicht mehr die Frage, was man vielleicht nicht bekommt, sondern die Freude über die gewonnene Gemeinschaft.

*»Das Aufwachsen zwischen zwei Sprachen erfordert Kraft, dem wachsenden Gefühl der Fremdheit zu trotzen, die Nicht-Zugehörigkeit umzudeuten in etwas Gutes und Richtiges.«*

MONIKA DE OLIVEIRA SOUZA

## Wir sind coole Menschen

Vor ein paar Tagen ist es wieder passiert. Wir waren beim Italiener, aßen, tranken und redeten alle durcheinander, während neben uns ein älteres Paar saß und zu uns herübersah, zu meinem Mann, meinen Töchtern und mir, bis die Frau schließlich sagte: Darf ich fragen, welche Sprachen Sie sprechen?

Diese Frage kommt oft, wenn wir zu viert unterwegs sind. Mein Mann spricht Portugiesisch mit unseren Töchtern, die unter sich auch Portugiesisch sprechen, aber sofort ins Deutsche wechseln, wenn sie sich an mich wenden. Ich selbst spreche einen schwergängigen Allgäuer Dialekt mit meinen Töchtern und Portugiesisch mit meinem Mann, seit wir uns vor über zwanzig Jahren in Brasilien kennengelernt haben.

Wir wollten unsere Kinder von Geburt an mehrsprachig aufwachsen lassen und hielten uns an das Prinzip der konsequenten Zweisprachigkeit. Vatersprache und Muttersprache, überall, in jeder

Situation, bis es irgendwann zu einem Automatismus wurde, das Switchen vom Portugiesischen ins Deutsche und wieder zurück. Dabei war es am Anfang keineswegs leicht. Im Gegenteil. In den ersten Jahren lebten wir in Süddeutschland, und das Deutsche überwog. Mein Mann sprach ausschließlich Portugiesisch mit unseren Kindern, sie verstanden, was er meinte, sie lachten, wenn er etwas Lustiges sagte, sie rollten einen Ball zurück oder hoben einen Legostein auf, wenn er darum bat, doch nie antworteten sie ihm auf Portugiesisch, sondern immer nur auf Deutsch.

Sprache hat immer mit Identität zu tun, wer man ist, wer man sein will und was man tief im Innersten fühlt. Dass ich von Anfang an im Dialekt mit meinen Kindern sprach, war keine bewusste Entscheidung gewesen, es passierte einfach, wie so vieles beim Elternsein einfach passiert. Mir war es immer wichtig, authentisch zu sein und echte Gefühle auszudrücken. Vielleicht habe ich die Mutterschaft auch mit meiner eigenen Kindheit gleichgesetzt, damals, als es nur den Dialekt gab und das Hochdeutsche erst in der Schule dazukam, beim Lesenlernen. Dennoch hatte ich den größten Teil meines Lebens auf Hochdeutsch kommuniziert, in der Schule, an der Uni, in den vielen Jobs neben dem Studium, und erst, als ich eigene Kinder hatte, wurde mir bewusst, dass ich zwar auf Hochdeutsch Kommilitonin sein konnte, Kollegin, Kundin, Patientin, sogar Geliebte und beste Freundin – nicht aber Mutter.

Das Gefühl ist bis heute geblieben. Die Dialektworte fallen mir aus dem Mund, sobald ich mich meinen Töchtern zuwende, Worte, die es so nicht gibt im Hochdeutschen, *Boledere, Boale, denet, dussa, Krätte,* Silben, die mit vielen Sch- und K-Lauten durchzogen sind, ich konnte nicht anders, als nur so, in diesen schwer verständlichen Lauten mit meinen Kindern zu sprechen, einer Sprache mit eigenen Konjunktivformen, *i krut, i schrub, i gung,* meiner ersten Sprache überhaupt – der Herzenssprache. Wenn wir Besuch haben, wenn Freunde oder Bekannte am Tisch sitzen und ich ins Hochdeutsche wechsle, kommt es mir vor, als würde ich mich meinen Töchtern gegenüber verstellen. Und dann, wenn der Besuch weg ist und ich wieder das R im Gaumen rolle, wenn ich die K-Laute hinten im Hals verstärke und die Verben in Sch-Lauten ertränke, erst dann hört es sich gut und richtig an.

Als unsere Kinder vier und fünf waren, siedelten wir nach São Paulo über. Es gibt ein Foto vom Flughafen, damals, kurz vor der Abreise, Tochter Nummer eins schaukelt auf den Knien meiner Mutter, mit Rattenschwänzchen und bunten Spangen im Haar, sie grinst in die Kamera, während meine Mutter auf einem Plastikstuhl sitzt, die Lippen geschlossen, ohne ein Lächeln, die Augen verdeckt von einer dunklen Sonnenbrille. Mein Vater sitzt daneben, blaue Augen, viel Bart, die Gesichtszüge auffallend ernst, seine Hand auf dem Rücken meiner Mutter. Es war schwer für meine Eltern. Zusehen zu müssen, wie die Enkeltöchter hinter dem Gate verschwanden, wie sie fortgingen in ein anderes Land, wie sie groß wurden mit einer Sprache, die sie als Großeltern nicht verstanden, in einer Kultur, die ihnen fremd war.

Ich wusste damals nicht, wie schlimm es für sie war – trotzdem hätte ich es wohl immer wieder so gemacht, wäre fortgegangen nach Brasilien, damit unsere Kinder das Vaterland kennenlernten, die Vaterkultur, damit sie eintauchten in die Vatersprache. In den ersten Wochen in Brasilien kam meine Schwiegermutter aus Bahia nach São Paulo, sie blieb bei den Kindern im Hotel, kochte, spielte, malte mit ihnen, bis wir nach ein paar Wochen eine Wohnung gefunden hatten. Unsere Töchter, die bis dahin ausschließlich auf Deutsch kommuniziert hatten, fingen von einem Tag auf den anderen an, Portugiesisch zu sprechen, die Worte sprudelten aus ihnen heraus, akzentfrei und in ganzen Sätzen, als hätten sie nie eine andere Sprache gesprochen.

Sie gingen auf eine Deutsche Auslandsschule und hatten, bis auf die Sprachen, alle Fächer auf Portugiesisch und auf Deutsch. Portugiesisch wurde zur Hauptsprache, es wurde auf dem Schulhof gesprochen, mit den Freundinnen, beim Schwimmkurs, bei Kindergeburtstagen, die Comicfiguren im Fernsehen sprachen Portugiesisch, die Großeltern, Cousins und Cousinen, Tanten und Onkel. Das Deutsche wurde in São Paulo mehr und mehr verdrängt, es wurde zur Unterrichtssprache, zur Büchersprache, zur Sprache der Großeltern auf der anderen Seite des Atlantiks – es war Muttersprache und doch auf einmal sehr weit weg. Ich wusste, wie wichtig es war, dass ich Deutsch mit meinen Töchtern sprach, dass ich verantwortlich war für die Flüssigkeit, mit der sie sich im Deutschen bewegten, dass ich sie mit Wörtern füttern musste, mit Redewendungen und grammatischen Strukturen. Und trotzdem sprach ich weiter im Dialekt mit ihnen, nie war es mir wichtiger als dort, über achttausend Kilometer entfernt von Deutschland.

Doch was hat es ihnen letztlich gebracht? Sie verstehen ihren Großvater, wenn sie im Allgäu sind, sie können sich mühelos mit Verwandten und Nachbarn unterhalten, sie waren die Einzigen, die verstanden, was der Skilehrer in Österreich sagte, als sie in Tirol auf Klassenreise waren, bis heute verstehen sie jedes Wort im Dialekt, aber selbst sprechen sie nur Hochdeutsch, sie reden nach der Schrift, wie mein Vater sagt.

Umso verwunderter war ich, dass sich während unserer Zeit in Brasilien regionale Besonderheiten bei meinen Töchtern einschlichen, die nicht von mir kamen, keine Dialektismen, das nicht, aber dennoch mundartliche Varianten, die auffielen. Sie hatten in São Paulo eine Lehrerin aus Nordrhein-Westfalen, und von ihr übernahmen sie die Aussprache des anlautenden *Ch* als *Sch*. Noch heute hört es sich falsch für mich an, wenn meine Kinder *Schina* und *Schemie* sagen, und wenn ich entgegne, es heiße *Kchemie* und *Kchina,* man sage ja auch nicht *Schor,* sondern *Chor,* schütteln beide nur den Kopf. Ihre Sprache ist eine feinverwobene Topografie von Orten und Begegnungen. Sie sagen »gar«, wenn sie meinen, dass etwas aus und nicht mehr vorhanden ist, sie sagen »richten« für »reparieren«, sie sagen heute noch *Schemie,* sie sagen *Könich* und *Hamburch*.

Sieben Jahre blieben wir in São Paulo, Jahre, die prägend waren, nicht nur für unsere Kinder, sondern auch für uns. Und wenn ich mich heute an diese Zeit erinnere, sehe ich uns zwischen den Kontinenten hin und her fliegen, ich sehe uns hinter dem Sicherheitsbereich verschwinden, zu Gates gehen, auf Plastikstühlen warten, ich sehe, wie wir vor dem Christo stehen, unter einem verregneten Himmel in Rio de Janeiro, wie wir uns in der Chapada Diamantina in Wasserfälle stürzen, im Amazonas Faultiere in den Armen halten und auf dem Machu Picchu zu viert in die Kamera lächeln.

Wir sind coole Menschen.

Das hat Tochter Nummer zwei einmal gesagt. Und dass sie es mag, dieses Leben zwischen zwei Sprachen, dass sie immer jemand anders sein kann, eine Gestaltwandlerin, hin und her schwebend zwischen den Identitäten, zwischen zwei Lebensmodellen, dass sie nie nur das eine oder das andere ist, sondern immer etwas dazwischen, etwas Neues und Eigenes.

Und es stimmt. Mein Mann bleibt immer Brasilianer und ich immer Deutsche, auch wenn wir es manchmal vergessen, wenn wir im Land des anderen leben. Doch sobald wir aneinandergeraten, erinnern wir uns sofort daran, woher wir kommen. Wenn wir miteinander streiten, holen wir alle Stereotypen und Klischees heraus, die wir je gelernt haben, wir schreien uns an und sagen, du und dein Land – als wäre das Land fest mit der Identität des anderen verwachsen –, wir hauen uns um die Ohren, dass der andere zu ernsthaft oder zu nachlässig ist, zu verbissen oder zu relaxed, wir brüllen uns an, und auf einmal sind wir plötzlich wieder nur brasilianisch oder nur deutsch.

Im Vergleich dazu sind unsere Töchter immer mehr als die Summe beider Nationalitäten. Binational zu sein bedeutet eine größere Bandbreite an Verhaltensweisen, manchmal können unsere Kinder aussuchen, wie sie sein wollen, zurückhaltend oder überschwänglich, extrovertiert, mit in der Luft herumfuchtelnden Händen, laut oder leise. Es bedeutet aber auch, in Brasilien immer als Deutsche zu gelten, und in Deutschland immer als Brasilianerin. Nie ganz zu sein. Nie zugehörig. Ein Leben lang zur Hälfte Ausländerin. Es bedeutet, zwischen zwei Identitäten zu leben, Sehnsucht nach Reis und Bohnen zu haben, wenn sie in Deutschland sind, und nach Käse und Brezeln, wenn in Brasilien. Immer in einem Zustand, in dem etwas fehlt. Das Fremdsein als Grundgefühl. Die Heimatlosigkeit als Lebensentwurf.

Mit dem Fremdsein im eigenen Land ist es wie mit den Sprachen selbst. Meine Töchter haben eine Vater- und eine Muttersprache, doch weder das Deutsche noch das Portugiesische beherrschen sie zu hundert Prozent. Immer bleibt ein kleiner Rest Unsicherheit. Zwei, drei Prozent, die mit der Zweisprachigkeit verloren gehen. Auf den ersten Blick fällt es kaum auf, nicht einem Fremden, schon gar nicht in der gesprochenen Sprache, wenn unsere Töchter in glockenreinem Hochdeutsch drauflosreden. Aber im Schriftlichen merkt man es, ich merkte es, als ich ihre Aufsätze in der Schule las, nichts Gravierendes, gelegentliche Unsicherheiten beim Dativ und Akkusativ, vereinzelte Unstimmigkeiten bei den unregelmäßigen Verben. Manchmal merke ich es auch bei den Artikeln, die sie aus dem Portugiesischen ins Deutsche übertragen. Kannst du mir bitte *den* Salz geben, sagte Tochter Nummer zwei einmal beim Essen, und als ich sie korrigierte, sagte sie, sehr bestimmt und sehr entschieden: Mama, bei mir heißt es *der* Salz. Noch immer bewundere ich die Nonchalance, mit der sie auf Fehler reagiert, wie sie behauptet, bei ihr heiße es *Themas* oder ich habe *geleidet,* wie sie heute noch ausgesprochen betont *der* Salz sagt, wenn wir gemeinsam essen, und wie sehr sich *der* Salz auf einmal richtig anhört, sogar für mich.

Über die Jahre haben wir eine eigene Familiensprache entwickelt, in der sich Portugiesisch und Deutsch vermischt haben, je nachdem, welcher Ausdruck schneller parat ist, ein überlappendes System, in dem das Wort mal in der einen, mal in der anderen Sprache dominant ist, in dem richtig sein kann, was sonst als falsch gilt. Wenn wir unter uns sind, sagen wir, *eu vou no Recyclinghof,* weil es diesen Ort nur hier gibt, in Deutschland, wir sagen, *eu vou pegar o U-Bahn,* nicht, weil es keine Metro in São Paulo gegeben hätte, sondern weil wir sie dort nicht genutzt haben. Wir sagen *ich habe Saudade,* wenn uns etwas fehlt, und meine Töchter sagen *eu tenho que lernen,* wenn eine Klausur ansteht.

Das Aufwachsen zwischen zwei Sprachen erfordert Toleranz, nicht nur gegenüber Fehlern und dem Gefühl der eigenen Imperfektion, es erfordert auch Kraft, dem wachsenden Gefühl der Fremdheit zu trotzen, die Nicht-Zugehörigkeit umzudeuten in etwas Gutes und Richtiges. Es bedeutet, sich etwas herauszusuchen aus beiden Kulturen, Entscheidungen zu treffen und selbst einen Kanon von Werten zu schaffen. Einen eigenen Familienkosmos. Viele dieser Entscheidungen sind nicht bewusst erfolgt, sie sind getroffen worden, ohne dass wir es gemerkt haben. Alle vier duschen wir, wie über 200 Millionen Brasilianer:innen auf der anderen Seite des Atlantiks, immer nur abends, kurz vor dem Zubettgehen. Wir glauben, dass die Deutschen nichts von Fleisch verstehen, und die Brasilianer:innen nichts von Käse oder Schokolade. Und dass es wichtig ist, das Gesicht zu wahren, eine freundliche Fassade aufrechtzuerhalten, vor allem Fremden gegenüber, und erst, wenn wir unter uns sind, lassen wir die Hüllen fallen und sagen, wie es wirklich ist. Die deutsche Direktheit fällt meinen Töchtern schwer. Jemandem ins Gesicht zu sagen, dass etwas nicht stimmt oder nicht schön aussieht. Nein zu sagen. Etwas direkt abzulehnen. Ich habe keinen großen Hunger, sagt Tochter Nummer eins, wenn sie im Essen stochert und ich frage, ob es nicht schmeckt. Ich habe heute Nachmittag Kuchen gegessen, sagt sie dann, ich bin noch voll, Mama.

Die Wahrheit ist dehnbar in Brasilien. Und es erschreckt mich manchmal, wie sehr sich diesbezüglich die Grenzen in unserer Familie verschoben haben. Meinen Töchtern fällt es leicht, eine Ausrede zu finden, wenn sie keine Lust haben, wenn ihnen ein Spieleabend zu langweilig vorkommt, wenn sie keine Zeit fürs Kino haben oder einen Abgabetermin nicht einhalten können. Ihre Stimmen klingen ganz normal, wenn sie dann ins Telefon sprechen, ich habe Kopfschmerzen, ich schaffe es heute nicht, ich habe morgen eine Klausur. Nie würde jemand auf die Idee kommen, dass es nicht stimmt, was sie sagen.

Das Lügen haben sie in Brasilien gelernt, dort, wo es wichtig ist, beim Gegenüber kein schlechtes Gefühl zu hinterlassen, keine Frage zu verneinen, niemanden abzulehnen. Ja, klar, antwortet mein Mann, wenn uns in Brasilien ein Bekannter fragt, ob wir am Wochenende zum Essen vorbeikommen wollen.

Ja, klar!

Mit der größten Selbstverständlichkeit antwortet mein Mann, obwohl er genau weiß, dass wir bereits Pläne haben, dass wir eingeladen sind oder übers Wochenende wegfahren wollen. Antônio oder Fabrício weiß genau, wie es gemeint ist, sagt mein Mann hinterher, wenn ich ihn fragend ansehe, er hört es am Tonfall.

Am Tonfall, sage ich dann und weiß sofort, dass er recht hat. Das Leichte, das Dahingesagte, das Versteckte zwischen den Zeilen spielt in Brasilien eine viel größere Rolle als hierzulande, und unsere Töchter haben neben dem Portugiesischen auch diese Sprache gelernt, die Sprache hinter der Sprache, die Andeutungen, die Zwischentöne, die Klaviatur des Gemeinten.

Deutschland war ein Kulturschock für unsere Kinder, als wir nach über sieben Jahren in ein Land zurückkehrten, das sie nur noch von den Ferien kannten. Die Lehrerinnen sind ganz anders als in Brasilien, sagten beide nach dem ersten Schultag, und meinten damit, dass sie unfreundlicher waren, kälter und abweisender. Lehrerinnen, die sie nicht mehr spontan umarmten, die nicht fragten, wie sie sich an diesem Morgen fühlten, wie das Wochenende gewesen ist, was sie sich zum Geburtstag wünschten und wie es dem Vater gehe, der Mutter oder der Oma. Unsere Kinder waren elf und zwölf damals, sie hatten gerade ihr ganzes Leben in São Paulo zurückgelassen, ihre besten Freundinnen, ihren Reitstall, ihre Schule, sie hatten am Flughafen so sehr geweint, dass der Zollbeamte sie zur Seite nahm und getrennt von meinem Mann und mir befragte, um sicherzugehen, dass sie nicht entführt wurden. Sie hatten den ganzen Flug über geweint, und dann, als sie an einem grauen und kalten Märztag an einem Hamburger Gymnasium eingeschult wurden, kam nach wenigen Tagen die Ernüchterung.

In Deutschland war alles anders, nicht nur das Wetter und die Lehrerinnen, sondern auch die anderen Kinder, das Essen und das Lebensgefühl. Alles war nüchterner und kälter. Überall schnitt Deutschland schlechter ab als Brasilien, und ich fand mich plötzlich in einer Verteidigungshaltung wieder. Ich bat meine Töchter, geduldig zu sein und diesem Land eine Chance zu geben. Ich sagte, dass sie von jetzt an allein mit dem Fahrrad zur Schule fahren dürften, dass sie keine Angst mehr haben müssten, auf dem Weg überfallen zu werden, ja, dass sie sich frei bewegen könnten, zum Schwimmbad, zum Sportverein, zur Eisdiele.

Doch was waren schon Freiheit und Sicherheit gegen den Verlust der besten Freundin? Was galten Chancengleichheit und Bildungsgerechtigkeit gegen ein Gefühl von Heimat? Die Übersiedlung nach Hamburg war ein schwerer Verlust für meine Töchter – für uns alle. Sie mussten herausfinden, wer sie waren, in diesem anderen System, sie mussten noch einmal ganz von vorne anfangen, wieder einen Platz finden, eine neue Identität schaffen. Es dauerte über ein Jahr, bis sie neue Freundinnen fanden, und noch länger, bis sie sich zurechtfanden in der Kultur der Wahrheit, bis sie das Unprätentiöse und Geradlinige zu schätzen lernten.

Dass sie in der Schule ohne Schwierigkeiten zurechtkamen, schreibe ich noch heute der Zweisprachigkeit zu, die ihr Denken flexibel und wendig gemacht hatte. Heute weiß ich, dass alles stimmt, was man darüber sagt, dass es die Synapsen neu verknüpft, dass es den Blick öffnet und Raum schafft für Neues. Unsere Töchter haben in der Schule Englisch, Spanisch und Französisch gelernt, sie haben Worte getrunken, Strukturen und Wendungen aufgenommen, alle Sprachen, die sie in der Schule erworben haben, beherrschen sie heute nahezu auf muttersprachlichem Niveau. Sie haben gelernt, mit der Imperfektion zu leben, sie wissen, dass immer ein kleiner Rest bleibt, den sie nicht lernen werden.

Und sie wissen auch, dass es darauf nicht ankommt, dass es um den Austausch geht, um die Kommunikation mit einem Gegenüber und das Eintauchen in eine neue Gedankenwelt.

Woher kommst du, fragen Fremde unsere Töchter, und dann, weil sie überlegen müssen: Ich meine, woher kommst du wirklich? Unsere Töchter wissen nie, was sie darauf antworten sollen. Aus Süddeutschland, wo sie geboren wurden? Aus São Paulo, wo sie zur Schule gegangen sind? Aus Bahia, wo die brasilianische Familie wohnt? Oder aus Hamburg, wo sie Abitur gemacht haben und wo sie heute studieren?

Es bleibt schwierig. Ich weiß, dass sie ihre Zukunft nicht in Deutschland sehen, sondern in Brasilien, dass sie zurückkehren wollen ins Vaterland, sobald sie ihr Studium abgeschlossen haben, ich weiß es, ohne dass sie es je offen gesagt hätten. Sie wollen mich nicht verletzen. Mir nicht offen zeigen, dass sie Brasilien Deutschland vorziehen, auch nach so vielen Jahren noch, dass Fakten und Argumente nichts ausrichten können gegen ein Gefühl, gegen das Land ihrer Kindheit. Sie müssen nichts sagen. Es ist so offensichtlich. Bei jeder Fußballweltmeisterschaft. Bei der Musik, die sie hören. Wie sie sich zusammenreißen, wenn wir an der Nordsee sind, wie sie zurückzucken, wenn das

Wasser – anders als in Brasilien – kalt um ihre Beine spült. Deutschland ist immer nur die zweite Wahl. Und die deutsche Sprache eine Verkehrssprache, mit der sie mit Freund:innen und Dozent:innen kommunizieren, während das Portugiesische immer Herzenssprache bleibt. Sehnsuchtssprache. Und Geheimsprache, wenn niemand verstehen soll, worüber sie reden. Wir alle haben uns daran gewöhnt, im Restaurant, in der U-Bahn, bei meinen Eltern, wenn wir über andere reden, wenn niemand mitbekommen soll, worum es geht, wenn wir alle Filter herausnehmen wollen, aussprechen, was uns als Erstes in den Sinn kommt. Es ist praktisch, eine zweite Sprache zu haben, in der man verschwinden kann wie unter einer Tarnkappe, es ist beruhigend, ein Leben, in dem es immer noch eine zweite Ebene gibt, eine geheime Tür, hinter der man so sein kann, wie man wirklich ist.

Heute, da unsere Töchter beide studieren, weiß ich, dass es das größte Geschenk sein kann, mit zwei Kulturen groß zu werden, zwei Denkweisen und Lebensphilosophien aufzunehmen, und dass es gleichzeitig das Schlimmste ist, was einem passieren kann. Heute treibt mich die Angst um, dass wir unseren Töchtern durch die Bikulturalität das Gefühl der Sicherheit und Zugehörigkeit genommen haben. Manchmal frage ich mich, ob das der

Grund ist, warum sie heute noch bei uns wohnen – ob wir sie so sehr entwurzelt haben, dass sie uns immer noch brauchen, den Familienzusammenhalt als Zufluchtsort. Und ich habe eine wahnsinnige Angst davor, dass sie uns eines Tages dasselbe antun, was ich meinen Eltern angetan habe, dass sie fortgehen in ein fremdes Land, dass wir Enkelkinder haben, die weit weg von uns leben, die eine Sprache sprechen, die wir nicht verstehen. Und ich hoffe, dass mein Mann und ich lächeln werden, wenn es so weit ist. Dass wir unseren Schmerz weglächeln und dass unsere Töchter uns glauben und zurücklächeln.

Es wird nicht mehr lange dauern. Tochter Nummer eins hat seit einigen Monaten einen Freund, der halb Spanier, halb Franzose ist. Und wahrscheinlich ist es kein Zufall, dass sich die beiden ineinander verliebt haben, sie teilen nicht nur die Zweisprachigkeit, das Großwerden mit zwei Kulturen, sondern auch die Frage nach der eigenen Identität.

Wenn wir jetzt beim Abendessen am Tisch sitzen, fliegen die Sprachen noch schneller hin und her als früher. Tochter Nummer eins und ihr Freund kommunizieren auf Spanisch miteinander, Tochter Nummer zwei spricht Englisch und manchmal auch Französisch mit ihm, mein Mann spricht eine Art Portunhol, bei dem er das Portugiesische mit spanischen Endungen versieht, während der Freund meiner Tochter auf Spanisch antwortet, was für Portugiesischsprechende leichter zu verstehen ist als umgekehrt, ich selbst spreche Hochdeutsch mit dem Freund meiner Tochter, Dialekt mit meinen Töchtern, aber Portugiesisch mit meinem Mann. Beim Fußball müssen wir uns jetzt ziemlich viele Spiele ansehen. Und beim Kochen probieren wir mehr und mehr neue Gerichte aus, wir mischen sie, Paella mit schwarzen Bohnen, Carne de Sol mit Kartoffelsalat, Crêpes mit Obatzda.

Alles ist im Fluss, unser Mikrokosmos treibt dahin, streckt sich, dehnt sich in die Länge und Breite, wird größer und weiter. Hier und da gibt es jetzt ein paar Stellen, die dünn und durchsichtig geworden sind, als wäre die Familie in kurzer Zeit zu schnell gewachsen. Brüchig, denke ich an schlechten Tagen. Flexibel und biegsam an guten. Noch hält alles zusammen. Meine Älteste hat mich neulich gefragt, wie das wohl sein wird, später, wenn sie selbst einmal Kinder hat, welche Sprachen die dann wohl sprechen werden und ob ein Kind auch in der Lage ist, mit vier Sprachen aufzuwachsen – und ich, ich habe gesagt, warum nicht, Kinder können so viel mehr, als man glaubt, ich habe gesagt, sie sind ziemlich coole Menschen, weißt du, ich habe gegrinst, und meine Tochter hat zurückgegrinst.

*»Mein Kind war eine Idee,*
*eine Vorstellung gewesen. Es war nicht*
*auf die Welt gekommen.«*

LILITH HELMICH

# Der Kranz

In dem Sommer, in dem mir klar wurde, dass ich kein Kind mehr bekommen würde, beschloss ich, Französisch zu lernen.

Ich hatte mich auf mein Fahrrad gesetzt und war losgefahren. Clémant und ich hatten gestritten, und ich wollte raus, frische Luft atmen, mich bewegen. Schnell und konzentriert fuhr ich aus der Stadt, der Asphalt am Rande des Stadtwaldes war nass und rutschig. Ich wollte in die Weserwiesen, dahin, wo sich mein Blick öffnen konnte. Weite. Felder. Überall waren Störche, die über die Wiesen staksten, Frösche einsammelten, vielleicht auch Mäuse.

In diesem Sommer regnete es unablässig. Eine Regenjacke besaß ich nicht, und ich hatte auch nicht vor, mir eine anzuschaffen. Wenn es regnet, wird man nass, so war das eben.

Auf der Höhe des Weserwehrs erlaubte ich mir eine erste Atempause und hielt auf der Brücke an. Ich starrte in das unergründliche Wasser und überließ mich der hypnotischen Wirkung. Jedes Mal, wenn ich auf einer Brücke stand, stellte ich mir vor, wie es wäre zu fallen, zu springen, wie es wäre, aus der Höhe zu stürzen und unterzugehen.

Im Theater war Spielpause. An der Uni waren Semesterferien. Ich hatte drei verheißungsvolle Wochen lang frei. Die letzte Zeit war so angefüllt mit Arbeit gewesen, dass mich der Gedanke an eine Urlaubsreise ausschließlich erschöpft hatte. Ich wollte einfach nichts tun. Nichts entscheiden müssen. Liegen bleiben. Bücher lesen. Spazieren gehen. Nachts träumte ich von missglückten Aufführungen, von Ausfällen, von Patzern.

Ich richtete mich auf, ließ meinen Blick über den Deich schweifen, dachte an Clémant, der nicht verstand, warum ich gerade jetzt Rad fahren wollte. Er wollte, dass ich blieb. Er wollte, dass wir uns aussprachen.

Du kommst doch wieder?, hatte er gefragt, und diese kleine Unsicherheit in seiner Stimme ließ mich weich werden.

Trotzdem machte ich mich auf den Weg. Er hatte mich nach unten begleitet, und dann hatte er mich zum Abschied geküsst. Als ich bereits auf dem Fahrrad saß, sagte er: Komm mit mir. Drei Worte nur, aber ich hatte Gänsehaut bekommen. Wir kannten uns erst seit einem Jahr, und nun wollte er mir seine Familie vorstellen, seine Tochter, die in Frankreich lebte.

Diese Liebe mit Clémant war die erste in meinem Leben, die sich leicht anfühlte. Es gab nur uns. Seine Eltern nicht zu kennen gefiel mir. Ich liebte ihn, er liebte mich. Ich fuhr ins Theater und an die Uni, und er fuhr ins Institut und forschte daran, wie man die Nutzbarkeit medizinischer Daten verbessern könnte. Die Abende gehörten uns. Wir redeten. Er berührte mich, wenn wir miteinander sprachen, nahm meine Hand, strich mir das Haar aus dem Gesicht, wollte mir nahe sein, auch im Schlaf.

Als ich mich vom Brückengeländer abstieß und weiterfuhr, spürte ich ein Ziepen in der Herzgegend. Inzwischen kam mir der Streit unnötig vor. Ich hatte Clémant von einer Studentin aus meinem Kurs für Kreatives Schreiben erzählt. Sie war während des Semesters Mutter geworden. Mit einundzwanzig. Zwei Wochen nach der Geburt hatte sie wieder im Seminar gesessen. Sie hatte eine Geschichte über einen Mann abgegeben, der auf dem Markt versuchte, einen halben Blumenkohl zu kaufen, und daran verzweifelte, dass kein Verkäufer dazu bereit war, einen Blumenkohl zu halbieren. Hinterher hatte ich die Studentin zur Seite genommen. Ich hatte wissen wollen, wie es ihr ginge, sagte, dass ich nicht erwartet habe, sie bereits wieder im Seminar anzutreffen. Und als ich Clémant ihr Aussehen beschrieb, ausgehöhlt war das Wort, das ich benutzt hatte, war er ungehalten geworden.

Wenn du ihr helfen willst, nimm ihren Text ernst, hatte er gesagt.

Ich war über seine Härte erschrocken, und danach hatten wir beide still unsere Mahlzeit beendet.

Ich bin Feministin. Glaubst du das nicht?, hatte ich etwas hilflos gesagt.

Du verstehst vielleicht nicht, wie es für sie ist, hatte er geantwortet.

Ich war aufgestanden.

*Du bist keine Mutter,* diese Worte hatte er nicht gesagt, aber sie hallten in mir, auch später noch, als ich auf dem Fahrrad saß und Nacktschnecken auswich, die auf dem trocken gewordenen Asphalt erstarrten. Sie waren nicht schnell genug gewesen. Klebrige Schleimspuren glitzerten, als die Sonne unerwartet durch die Wolken brach. Sofort war es heiß, und ich nahm die Abzweigung in einen baumgesäumten Feldweg, der Schatten versprach. Hinter Eichen und Fichten und Buchen verbarg sich dort ein Friedhof, von dem ich nicht gewusst hatte. Ich hatte auch kein Schild gesehen. Ich stieg vom Rad, froh, meinen Beinen eine Pause zu gönnen, und öffnete das Tor. Ein älterer Mann kam mir entgegen. Er hatte soeben einen Rasenmähertrecker auf einem kleinen Autoanhänger festgezurrt und war nun zum Aufbruch bereit. Er grüßte verhalten. Meine dunkelblauen Fingernägel, einer bereits abgeplatzt, der unpraktische Rock, knallrote Sandalen. Von hier war ich nicht, das konnte man sehen. Ich ging schnell an ihm vorbei, als hätte ich ein Ziel.

Es war schön hier. Wind in den Bäumen. Vogelgezwitscher. Nach hinten öffnete sich der Friedhof zu einer Kuhweide hin, und ich dachte, dass es bestimmt tröstlich war, etwas Lebendiges beobachten zu können, während man seiner Toten gedachte. Ein Grab fiel mir ins Auge, und ich blieb stehen. Es war übersät von Kornblumen, Kamille und Mohnblumen. Ich ging näher und las die Steininschrift: Ruth Liebig 2003–2009. Ich musste schlucken. Hier lag ein Kind begraben. An dem Grabstein hing ein Blumenkranz, geflochten aus den Blumen vom Grab. Inmitten der Feldblumen steckte eine rosafarbene Rose. Nachdem ich mich vergewissert hatte, dass niemand hier war, setzte ich mich auf die Bank vor dem Grab. Ich sah einem Kälbchen zu, das bei seiner Mutter trank. Die Mutter buffte das Kälbchen, sie wollte in Ruhe weitergrasen. Das Kälbchen beschwerte sich, versuchte sein Glück erneut. Es wollte mehr. Viel mehr. Wieder wurde es von seiner Mutter beiseitegeschoben. Das Kälbchen legte sich ins Gras und schlief unmittelbar ein.

Blumenkränze wie den am Grabstein hatte ich zuletzt auf dem Kindergartenfest gesehen, zu dem ich mein Patenkind Sophie begleitet hatte. Das Sommerfest war in seiner anachronistischen Schönheit kaum zu ertragen gewesen. Die Mädchen trugen Kleider und hatten lange Haare, die Mütter reichten selbst gebackenen Kuchen und lachten und redeten, während vereinzelte Väter mit den Händen in den Hosentaschen danebenstanden, als hätten sie sich in der Veranstaltung geirrt. Zum Abschluss hatte die Kindergartengemeinschaft um den Sommerbaum getanzt, und erst als ich Sophies feines Stimmchen neben mir singen hörte, »Geh aus mein Herz und suche Freud«, war mir wieder eingefallen, dass es um nichts ging, dass es für mich dort um nichts ging. Ich musste keinen Standpunkt deutlich machen, musste nicht klären, wer wann für wie viel zuständig sein würde, sich einschränken müsste, zu Hause bleiben würde.

Hinterher ging ich mit Sophie ein Eis essen, und sie trug ihren Blumenkranz noch immer auf dem Kopf. Im Auto auf dem Weg zu mir sang sie wieder, und im Treppenhaus griff sie nach meiner Hand. Beim Herrichten ihres Bettes verspürte ich ein ungekanntes Glück. Ich fand ein Kuscheltier und las ihr lange aus dem Buch vor, das sie mitgebracht hatte. Ihr ruhiger Schlafatem erfüllte bald den Raum, und die Wärme, die von diesem kleinen Körper ausging, strahlte durch mich hindurch. Der Raum summte vor Geborgenheit. Doch in der Nacht war Sophie wach geworden, bitterlich weinend. Als ich sie in eine Wolldecke gewickelt nach Hause fuhr und an meine erkältete Freundin übergab, lange nach Mitternacht, fühlte ich mich einsam und als hätte ich versagt.

Die Auseinandersetzung mit Clémant drängte sich wieder in meine Gedanken, und ich nahm mir vor, ihn anzurufen, sobald ich den Friedhof verlassen hätte. *Komm mit mir.* Wie lange hatte ich mir gewünscht, dass jemand diese Worte aussprechen würde und mich meinte. Aber in dieser Vorstellung hatte es keine fünfzehnjährige Tochter in Frankreich gegeben. Ich hatte Angst davor, sie kennenzulernen. Ich hatte Angst davor aufzufliegen in meinem Nichtmuttersein, meiner Nichtmütterlichkeit. Und gleichzeitig war ich froh um dieses Kind, das es gab, das ihn zum Vater gemacht hatte. Dass er Vater war. Sein konnte.

Kurz nachdem ich Clémant kennengelernt hatte, hatte ich die Gynäkologin aufgesucht. Ich hatte mit ihr über Verhütung sprechen wollen, doch sie hatte mir sehr sachlich mitgeteilt, dass Verhütung nicht länger nötig sei. Sie sah kurz zu mir auf, so als fürchte sie einen Gefühlsausbruch. Meine Kinderlosigkeit war nie ein Thema zwischen uns gewesen. Ich hatte sie gut verborgen in einem ausgefüllten Leben und damit, eine hingebungsvolle Patentante zu sein. Doch die Liebe zu Clémant hatte mich glauben lassen, dass nun alles möglich sei. Ich hatte eine Vorstellung davon gewonnen, was es bedeuten könnte, ein Kind zu wollen. Lust. Größenwahn. Ich war davon ausgegangen, dass mein Körper diese Empfindung teilen würde. Dass er nur darauf gewartet hatte, gemeinsam mit mir auf diesen Mann gewartet hatte.

Ich war vierundvierzig. Viele Frauen wurden in diesem Alter noch schwanger. Einige. Manche. Aber ich würde es nicht werden.

Ein Vogel flog dicht an mir vorbei und riss mich aus meinen Gedanken. Ich hatte es Clémant erzählen wollen, ich hatte es ihm gleich sagen wollen, aber als ich nach Hause kam, hatte es sich nicht ergeben. Er hatte Musik gehört, Ossobuco gekocht. Eine Flasche guten Wein geöffnet. Und auch als wir dann miteinander schliefen, nach dem Essen, und er ein Kondom überzog, fand ich keine Worte. *Es ist nicht nötig.* Mit mir nicht mehr nötig. Dabei wäre es mit ihm möglich gewesen. Vielleicht mit ihm. Und nun ging es nicht mehr, mit mir.

Vor dem Grab eines toten Kindes sitzend, begriff ich, ich würde nie ein Kind bekommen.

Vielleicht hatte ich nicht gründlich genug über einen Kinderwunsch nachgedacht? Vielleicht hatte ich diese Entscheidung hinausgezögert, so wie ich viele Dinge hinauszögerte. Nachlässig war. Achtlos? Aber dann biss ich mir auf die Zunge. Ich war in einem Alter, in dem ich Lieblosigkeit mir selbst gegenüber erkennen konnte.

Ich hätte gerne ein Kind gehabt, erkannte ich nun. Ich wäre gerne Mutter geworden. Mit dem richtigen Mann. Zur richtigen Zeit. Ich zeichnete in der Luft die Buchstaben auf der Grabinschrift nach, Ruth Liebig. Mir gefiel die Schriftart, die Blumen auf dem Grab, die Gartenbank davor. Hier hatte sich jemand mit Bedacht und Schönheit einen Ort des Gedenkens eingerichtet.

Eine Mutter hatte ein Kind gehabt. Eine Mutter hatte ein Kind verloren. Aber dieses Kind hatte gelebt, und als mir die Tränen kamen, wischte ich sie weg. Mein Kummer war nicht vergleichbar. Mein Kind hatte nicht gelebt. War nicht zur Welt gekommen. Man sagt zur Welt kommen, so als sei das Kind ungebunden, als gäbe es keine Mutter, die es gebären musste. Durfte. Konnte. Mein Kind war eine Idee, eine Vorstellung gewesen. Es war nicht auf die Welt gekommen.

Ich bin noch immer davon überzeugt, dass es ein Mädchen war. Eine Tochter. Damals war ich neunzehn Jahre alt, nicht viel jünger als die Studentin in meinem Seminar, und hielt einen Schwangerschaftstest in den Händen. Zwei Linien zeigten sich darauf, und ein paar Wochen lang, ein paar aus der Zeit gefallene Wochen lang gab es eine Gewissheit in mir. Sicherheit auch. Vielleicht die einzige. Ein Baby wuchs in mir heran. Dazu also war ich fähig. Ich war aufrichtig erstaunt. Stolz auch. *Ich werde dieses Kind bekommen.* Ich hatte unter der Dachschräge in meinem Kinderzimmer gelegen, im Sommer, in dem ich gerade das Abitur bestanden hatte, ohne Ahnung von irgendetwas. Und als dann die Blutung einsetzte, so stark, dass ich ohnmächtig wurde, da war es mir, als erwachte ich aus einem Traum.

Und dann war ich wach. Musste es bleiben. Es gab kein Zurück.

Es war richtig, kein Kind zu bekommen. Mit neunzehn. Die richtige Entscheidung, die ich nicht getroffen hatte. Der Körper hatte übernommen. Und ich war ihm ausgeliefert gewesen.

Ich schreckte hoch. Ich hatte die Frau nicht kommen hören. Sie setzte sich neben mich auf die Bank, kramte in ihrer Tasche und reichte mir ein Taschentuch. Sie blieb vollkommen ruhig, gab mir nicht das Gefühl, eingedrungen zu sein. Sie war in meinem Alter.

Da regnet es einmal nicht, und schon hängen die Blütenköpfe, sagte sie.

Das ist mir gar nicht aufgefallen, sagte ich.

Sie ging Wasser holen und gab mir damit die Gelegenheit, mich zu sammeln. Ich stand auf, strich mir die Haare hinter die Ohren, zupfte meinen Rock herunter. Ich blieb noch einen Moment vor dem Grab stehen. Nahm Abschied. Ich nahm Abschied von der Vorstellung von mir als Mutter. Ich nahm Abschied von einem Bild von mir, in dem ich meine Tochter im Arm halten würde.

Als ich ging, kam mir die Frau mit einer Gießkanne entgegen. Wir blieben stehen.

Ruth, sagte sie. Ruth war meine Tochter.

Ja, sagte ich. Es tut mir sehr leid, dass Sie Ihr Kind verloren haben.

Danke, sagte sie freundlich.

Schön haben Sie es hier.

Es ist gut, wenn man der Trauer einen Ort geben kann. Wenn man weiß, wie man ihr begegnet.

Wir lächelten einander an, und ich ging zurück zu meinem Fahrrad.

Ich schaltete in den höheren Gang und hatte es auf einmal eilig, von hier wegzukommen. Als ich den Fluss überquerte, sah ich die Badestelle. Ohne zu zögern, bog ich in die Zuwegung. Ich lehnte mein Rad gegen einen Holzzaun und folgte dem Trampelpfad. Ich ließ den Badestrand mit den Müttern und Kleinkindern hinter mir. Ich passierte Angler, knutschende Teenager und ein Rentnerpaar mit Campingstühlen und Radio und suchte mir eine kleine Bucht, in der ich für mich sein konnte. Ich legte mein Handtuch auf den Stamm einer umgekippten Weide und zog mich aus. Ich watete ins Wasser. Ich atmete tief durch, und dann tauchte ich unter und alles um mich herum und in mir wurde ruhig. Als ich auftauchte, war ich bereit, nach Hause zu fahren und mit Clémant zu sprechen.

Und ich fasste den Entschluss, Französisch zu lernen.

*»Wer Kinder bekommen will,
der muss damit rechnen, sie zu
verlieren, vielleicht ganz, vielleicht
nur zur Hälfte.«*

JONATHAN STOCK

# Hinter dem Mandelbaum

Ich habe von den Kindern geträumt in der Nacht. Das Licht war besonders, es glänzte wie frisch geschmolzenes Wachs. Die Dinge traten aus dem Schatten, als ob sie schärfere Konturen hätten. Der Wind fuhr durch die kleine Weide vor der Tür, brachte sie leise zum Zittern. Früher hat mich das beruhigt. Heute erinnere ich mich.

Ihre kleine Hand.

Die Strähne, die so oft über die Augen hing.

Bevor ich sie im Eis verlor, haben wir Schiff gespielt, Haie gejagt, den Sturm überlebt. Wie echt das alles für sie war. Jede Franse ein Universum. Jede Sekunde die Ewigkeit. Ihr Lachen war mir noch im Ohr, als ich aufwachte.

Ich hatte geschimpft, wegen einer Kleinigkeit. Sie hatte den Ring von Clara gefunden und gefragt, warum ich ihn nicht mehr trage. Dann war sie rausgegangen in den Garten, *zum Nordpol*, wie sie es immer machte. Ich rief ihr hinterher, wütend: »Dann bleib doch gleich dort!«

Als das Mädchen vom Nordpol zurückkam, vertrugen wir uns. Sie hatte Angst, verloren zu gehen, zu verschwinden im Schneesturm. Ich sagte: »Ich werde dich immer finden.«

Ich wachte auf und dachte das, was ich immer denke, wenn es kalt ist.

Die Kinder sind nicht da.

Und: Vielleicht werde ich sie sehen.

Hoffentlich werde ich sie sehen.

Wenn ich Glück habe, werde ich sie sehen.

Aber auch: Ich darf sie nicht sehen.

Es ist Ostern.

Die ganze Welt ist glücklich und sucht Schokolade.

Auf meinem Schreibtisch liegt ein Brief vom Gericht. Darin steht, dass es mich »bei schuldhaften Zuwiderhandlungen« 25 000 Euro kosten würde oder Ordnungshaft von sechs Monaten verhängt werde, wenn ich mich nicht an die festgesetzten Umgangsregeln halte. Clara hatte denselben Brief bekommen. Vielleicht ist es das wert, denke ich. Sechs Monate Haft. Ich ziehe mich an und schaue auf den Sandkasten, die Rutsche, das Kinderzimmer. Wo sind sie? Es kommt kein Anruf von Clara, keine Information, so wie immer.

Ich lebe im Wechselmodell mit meinen Kindern. Es klingt wie eine Fußball-Aufstellung: 2 – 2 – 3. Es gibt auch die Modelle 2 – 2–5 – 5 und 7 – 7. Aber wir haben eben 2 – 2 – 3. Das heißt, alle zwei oder drei Tage wechseln die Kinder zu Clara, sie verschwinden und tauchen auf, wie Sternschnuppen am Himmel. Ich finde die Wechsel zu viel, aber wir Eltern sind hoch strittig, wir haben uns also auch deshalb gestritten. Und da wir uns auf nichts anderes einigen können, bleibt es so. Wer auf einem Minenfeld geht, der bleibt irgendwann lieber stehen.

Es gibt Dinge, die gut zu teilen sind. Ostereier kann man gut teilen. Geld kann man gut teilen, Zeit, ein Haus, Brot. Liebe kann man gut teilen, weil es davon so viel gibt. Hass auch. Es gibt Dinge, die nicht gut zu verteilen sind. Milchzähne lassen sich nicht teilen. Kinderbilder auch nicht. Selbst wenn man sie ganz sorgfältig und genau in der Mitte durchschneidet, sind sie zerstört. Clara hat alle mitgenommen. Sie sagte, die Bilder lägen in einer Mappe, die sie gekauft habe. Es wäre ihre Mappe, also wären es auch ihre Bilder. Ich wusste darauf nichts zu sagen.

Kinderherzen lassen sich auch nicht gut teilen.

Der Ostersonntag ist warm, draußen tönen die Glocken. Menschen gehen in die Kirche, um auf Bänken zu sitzen, weil vor 2000 Jahren ein Mann an ein Kreuz genagelt und in eine Höhle geworfen wurde. Das ging gut für ihn aus. Es gibt immer Hoffnung, dachte ich. Meine Nachbarn verstecken gelbe, grüne und blaue Schokoeier. Ich höre das Lachen und Streiten der Kinder und esse ein Käsebrot, obwohl ich keinen Hunger habe.

Es ist mein erstes Ostern ohne sie. Ich habe ihre Füße schon andächtig ertastet, bevor sie geboren waren. Ich war da, als sie laufen lernten und ihr erstes Wort sprachen. Ich hielt die Hand des Jungen im Krankenhaus, bevor er im OP verschwand. Ich ließ das Mädchen los, als es alleine Rad fahren konnte. Ich war immer bereit, mich für sie erschießen zu lassen. Ich hatte nicht damit gerechnet, dass es auch passiert. Zehn Jahre habe ich auf diese Kinder aufgepasst. Zehn Jahre im Garten Schokolade versteckt und mit ihnen die eigenen Verstecke gesucht. Ich dachte, mein Job ist es, auf sie aufzupassen. Bis ich mein Versprechen brach.

Irgendwann zog das Böse bei uns zu Hause ein. Ich saß am Bett meiner Kinder und sagte: »Es wird alles wieder gut.« Ich dachte, es sei eine Art Gewitter, das vorüberzieht. Aber das Gewitter blieb. Ein

Gewitter im eigenen Haus, davor konnte ich sie nicht schützen. Denn ich war der Grund für das Gewitter. Ich war die Kaltfront, der fallende Luftdruck. Ich hatte alles aus dem Takt gebracht. Die fein justierte Maschine war kaputtgegangen und machte Clara Angst. Sie betrachtete meine Depression wie ein Monster, einen feindlichen Soldaten, eine Waschmaschine, die Stromstöße abgibt und in einem irren, unheimlichen Schleudergang vibriert, bis man sie endlich überwältigt. Sie wollte nicht mehr, dass ich mit den Kindern tobe. Wir sollten keine Musik hören. Wir gingen wie auf Zehenspitzen. Clara verdächtigte uns, Komplotte zu schmieden, draußen im Garten, gegen sie. Sie wurde wütend, wenn die Kinder in Fantasiesprache miteinander redeten. Das sei verrückt, sagte sie. Wir seien verrückt, ich sei böse. Sie erklärte den Kindern, der Weihnachtsmann sei eine Lüge. Das Mädchen war vier, der Junge sechs Jahre alt. Beide schauten sie mit großen Augen an. Sie sagte, ich solle das Licht ausmachen im Keller, welcher Mensch lässt das Licht an. Ich machte es aus. Dann sagte sie, ich solle es wieder anmachen. Wir dachten beide, der andere wäre verrückt geworden. Wir denken das immer noch. Vielleicht sind wir es auch.

Es war eine Erleichterung, als es vorbei war.

Wahrscheinlich haben wir die beste Regelung gefunden, so wie es jetzt ist. Aber es fühlt sich nicht immer so an.

Ich stehe auf, der Garten ist leer. Nirgendwo liegen jetzt Kinderhosen, die man wegräumen könnte, keine Unordnung, um die man sich kümmern sollte, keine Stifte, die gesucht werden müssen. Geordnete Langeweile. Früher war ich genervt, wenn sie gestritten haben. Heute würde ich beide Hände dafür geben, eine Sekunde davon erleben zu dürfen. Ich fühle mich wie ein alter Mann, der im Heim auf sein Abendbrot wartet. Vielleicht sind die Kinder in München, denke ich, bei ihrer Oma. Wahrscheinlich.

Mein Weg führt mich zu meinen Eltern, die alt und grantig geworden sind. Auch ihr Haus ist leer und kalt geworden. Ich suche in ihm den Schatten einer Familie, versuche Feuer im Kamin zu machen, vielleicht ist die Glut noch warm. Zum Glück ist Johanna dabei, meine Freundin. Sie hat keine Kinder. Für sie ist es, als würde ich über die Luftfeuchtigkeit in ägyptischen Grabkammern dozieren. Wenn ich so vor mich hin fasele, dann behandelt sie mich ganz sanft. Sie versteht mich nicht so richtig, denn Eltern sind verrückt. Ich bin froh, dass sie meine

Trauer einfach aushält. Wir trinken Kaffee. Ich höre kein Wort. Ich kann mich an nichts erinnern, worüber wir gesprochen haben.

Kinder sind die Einzigen, die Ostern verstanden haben. Sie suchen und finden das Glück. Sie kennen es genau. Sie halten es in ihrer Hand. Sie kämpfen dafür. Gegen ihre Freude über ein gefundenes Ei kommt nichts an. Kinder rennen durch den Garten. Erwachsene trinken Kaffee und warten auf ein Wunder, obwohl sie nicht mehr an den Osterhasen glauben, obwohl am Kaffeetisch das Glück nicht versteckt ist, egal wie lange man ausharrt. Wir saßen trotzdem dort, am Holztisch meiner Eltern wie in einem klammen Rettungsboot, und ich suchte meine Fehler.

Vielleicht vermisse ich am meisten die Normalität des Glücks. Wenn ich am Bäcker vorbeigehe und die kleinen, warmen Rosinenbrötchen rieche, die das Mädchen so gern aß. Ich höre sie in ihrem Zimmer spielen, gehe hin, und dann ist da nur Staub, der im Licht tanzt. Am grünen See sehe ich sie an der Weide ins Wasser hangeln und nach den Fischen gucken. Und dann fröstelnd auf einem Baumstamm sitzen, das Handtuch eng um sich herum geschlungen.

»Papa, kann ich auch unter Wasser atmen?«

»Nein, mach das nicht.«

»Du hast gesagt, ich kann alles, wenn ich will.«

Manchmal lache ich vor Freude, wenn ich an die Kinder denke. Weil sie lustig sind. Und mutig. Und ehrlich. Und gut.

Ich will einfach, dass sie wieder da sind.

Und wir am Feuer sitzen können.

Stattdessen haben wir eine eiserne Mauer durch die Herzen unserer Kinder gezogen. Als das Mädchen eingeschult wurde, da sortierte sie ihre Schätze in zwei Stapel, einen, den Papa mitnehmen, einen den Mama mitnehmen sollte. Sie tat es so gewissenhaft, als ob sie Süßigkeiten für ihre Freunde halbiert, damit kein Unglück geschieht, damit keiner böse ist.

Die Kinder begannen wie ihre Eltern, Stunden und Tage zu zählen, aufzurechnen, zu vergleichen. Ist das Gerechtigkeit, wenn man das Leben aufteilt wie Ostereier? Oder ist es eine Strafe?

Wechselmodell ist ein Leben mit zwei Persönlichkeiten. Mal ist man Vater, mal nicht. Wenn die Kinder da sind, ist es zu laut, wenn sie weg sind, halte ich die Stille nicht aus. Aber wer Kinder bekommen will, der muss damit rechnen, sie zu verlieren, vielleicht ganz, vielleicht nur zur Hälfte. Vielleicht gewinnt man auch etwas dazu, rede ich mir ein, wenn man sie nur aus der Ferne betrachten kann, wie einen See oder einen Berg am Horizont. Alles wird dann ganz ruhig, wenn nichts passiert.

Aus Liebe wurde Hass. Wir waren wie zwei Eisbären, die um ihre Kinder streiten. Zwei Raubvögel in einem Nest, bereit zum Kampf, die Küken zwischen ihnen, bereit, alles zu zerstören, um es dem anderen nicht zu gönnen.

Es ist mir oft geraten worden, nicht zu kämpfen. Die Dinge so anzunehmen, wie sie sind. Ich sollte auswandern, das war ein Vorschlag. Mehr Sport machen. Die Wünsche des anderen einfach akzeptieren, es wird sich schon alles fügen. Ich kenne Eltern, die das gemacht haben, Väter und Mütter. Sie erzählen mir dann von den Rechnungen, die sie bekommen. Darauf sind die Namen ihrer Kinder, die nicht mehr anrufen. Es ist das Einzige, was von ihren Kindern bleibt, und es ist kein Glanz in den Augen dieser vergessenen Eltern.

Clara erzählte mir vor dem Prozess von Brecht, vom Kaukasischen Kreidekreis. Zwei Mütter streiten sich um ein Kind. Der Richter lässt das Kind in einen Kreidekreis stellen. Beide Frauen sollten gleichzeitig versuchen, das Kind aus dem Kreis zu reißen. Die wahre Mutter solle die Kraft dazu haben. Doch das Kind bekommt diejenige zugesprochen, die es voll Mitleid loslässt. Wer sein Kind liebt, sagt der Richter, der lässt es lieber los, als ihm wehzutun. Lass los, sagte Clara und hielt fest.

Ich las Brecht und dachte, vielleicht hat sie recht. Aber Brecht hatte vier Kinder von drei Frauen. Er hat sich nie um sie gekümmert. Dann dachte ich, die Wahrheit ist: Wer loslässt, verliert.

Natürlich ließ keiner von uns los. Wir streiten uns darum, wer mit den Kindern zum Arzt geht, wer die linierten Schulhefte kauft, wer *Ronja Räubertochter* liest, wer zum Friseur geht und wer die kleinen, blauen Lederschuhe kauft. Manchmal streiten wir uns eine halbe Stunde um eine Viertelstunde mehr oder weniger mit den Kindern. Es ergibt keinen Sinn.

Ein Grund dafür sind wir. Und ein Grund ist das deutsche Familienrecht. »Kontinuitätsprinzip« heißt der rechtliche Begriff. Gerichte schauen darauf, wer sich um die Hausaufgaben gekümmert hat, wer bisher zum Arzt gegangen ist. Wer sich um die Kinder kümmert, wer den Blick hat, der soll sie auch behalten. Klar. Es ist das Gegenteil vom Kreidekreis. So wird jeder Prophylaxetermin beim Zahnarzt zur Währung für den nächsten Sorgerechtsstreit.

Lange kannten Gerichte solche Paare nicht.

Hochstrittigkeit wurde erst zum Thema mit der Reform des Kindschaftsrechtes Ende der Neunzigerjahre. Davor suchten Richter nach der Trennung das bessere Elternteil für die Erziehung. Das andere Elternteil verschwand und wurde meist zu einem dieser Väter, die man in Cafés schweigend mit ihren Kindern vor einer Apfelschorle sieht. Alle gucken auf die Uhr. Keiner weiß, was er erzählen soll. Dann stellte man fest, dass Kinder zum Aufwachsen besser zwei Elternteile haben, und das Verschwinden wurde abgelöst vom Streit.

Ich schlage Johanna vor, den Weg um die Bucht zu gehen. Der alte Weg meiner Kindheit. Da ist die Badeanstalt, in der ich in dicken Traktorreifen versank und mich an den hölzernen Bohlen aus dem Wasser hievte. Wie sorglos früher alles war. Auch meine Eltern waren getrennt, aber sie stritten nie. Heute weiß ich erst, wie großzügig man dafür sein muss. Johanna und ich halten uns an der Hand. Jetzt kommt das Gold- und Silberland. Es klingt wie der Name eines Märchens, aber es heißt wirklich so. Es war mal eine große Wiese, auf der Kühe grasten. Als Kind dachte ich, hier wäre ein Schatz vergraben. Heute ist es ein Neubaugebiet, und meine Kinder leben ganz in der Nähe.

Ich dachte nicht, dass ich sie finde. Ich hatte gehofft, sie nicht zu finden. Ich hatte gehofft, sie zu finden.

Ich habe Angst davor, meine Kinder zu sehen. Der Ort, den ich am meisten auf der Welt begehre, bleibt mir verschlossen. Es sind Mauern aus Hass, die ihn umgeben. Und noch stärkere Mauern aus Liebe. Ich weiß, es gäbe Streit mit Clara, wenn ich sie wirklich heute sehe. Ich würde meinen eigenen Kindern Ostern stehlen. Ich wäre dann tatsächlich ein Verbrecher. Und doch.

Da blüht vor uns im Gold- und Silberland dieser große Mandelbaum, weiß und unschuldig, und Johanna und ich gehen in stillem Einverständnis hin. Er wächst hier völlig allein, an diesem See. Und auf einmal bleibe ich unbeweglich stehen und kann nur noch flüstern.

»Was ist?«, fragt Johanna.

»Leise«, sage ich.

Ich sehe sie durch die Bäume. Ich sehe sie, als hätte ich ein Leoparden gesehen, der auf samtenen Pfoten durchs Unterholz schleicht, elegant und gefährlich, und so verhalte ich mich auch. Mein Herz springt, ich schleiche rückwärts, in Sicherheit, und kann den Blick doch nicht abwenden. Ich sehe, wie sie hinter den Büschen Eier suchen, ich höre ihr

Rufen: »Mama.« Claras Stimme ist ganz weich. Sie sind glücklich.

Ich sehe sie. Sie sehen mich nicht.

Wir gehen weiter, ich kann nichts sagen. In der Ferne sehe ich die Silhouette des Jungen. Er steht ganz still, wie verloren. Wir haben Ostern geteilt. Ich weiß nicht, wie es anders gehen soll. Nächstes Jahr sind die Kinder wieder bei mir.

Am Abend war da ein Regenbogen. Es war nicht irgendein Regenbogen. Es war der größte Regenbogen, den ich je gesehen hatte. Ich fasste die Hand von Johanna, und wir bestaunten schweigend das Wunder.

Aus dem ersten Regenbogen wurden langsam zwei Regenbögen, alles war still im Regen, zwei Töpfe voller Gold, für uns, für die Kinder, für Schatzsucher.

*»Was ich aber wirklich wollte, war, nicht an meiner Familie vorbeizuleben.«*

CHRISTIAN LANGE-HAUSSTEIN

## Teilzeitmänner

»Komm, noch einmal drücken.«

»Igitt Papa!« Minna lacht, springt von der Garderobenbank und rennt zu ihrer Freundin, die schon auf sie wartet.

Der Mann am Fach neben mir räuspert sich. »Ach, du bist der Papa von der Minna?«

Ich nicke.

»Ich bin der Papa von Elias, da hinten. Bei uns zu Hause bist du Gesprächsthema Nummer eins seit dem Vorlesetag. Du hast das mit dem Affen gelesen, richtig?«

*»Gute Nacht, Gorilla!«*

»Ja, genau. Das soll ich jetzt auch immer vorlesen.«

Eigentlich hat das Buch gar keinen Text zum Vorlesen. Die wenigen Bilder reichen aus, um seit Jahren jedes Mal eine andere Geschichte zu erzählen.

Schon vor einer Weile hat die Kitaleitung alle Eltern dazu eingeladen, den Kindern in der Kita vorzulesen. Als ich Minna mit den anderen Kindern verhandeln, Plätze tauschen, das Geschehen kommentieren sah, wurde mir wieder bewusst, wie viel von ihrem Alltag wir nicht mitbekommen.

»Ich finde diese Vorlesesache ja richtig gut«, sagt der Vater von Elias jetzt und prüft hektisch den Beutel mit der Wechselwäsche. »Aber ich hab da echt keine Zeit für. Egal, beim nächsten Mal bestimmt.« Er nickt mir zu, sagt »Alles klar!« und geht los, ohne noch mal zu seinem Kind zu gucken.

Heute ist Freitag, mein Teilzeittag. Minna hat sich gewünscht, Mittagskind zu sein. Das müsste klappen. Auf meiner Agenda steht nur ein Artikel zum Thema zweckfreie Aufmerksamkeit, den ich in Ruhe lesen muss, um ein paar Gedanken daraus in einem eigenen Text unterzubringen.

Als ich nach der Elternzeit mit Minna in meinen Brotjob zurückgekehrt bin, habe ich sie am Anfang unerträglich vermisst. Für kurze Zeit mischte sich dieses Gefühl noch in meine Haltung gegenüber den Büro-Aufgaben, verschwand dann aber bald unbemerkt zwischen ihnen. Es dauerte vielleicht einen Monat, bis ich vollkommen überfordert war. Herzrasen, Wutausbrüche, Lachen nur mit exzentrischem Unterton. Zum ersten Mal seit meiner Jugend sehnte ich mich wieder danach, älter zu sein, als ich war. Ich wollte diese Phase zwischen Ende dreißig und Ende vierzig, die gerade losging, einfach überspringen. Das große und durch den Abstand zwischen den Kindern viel zu sehr in die Länge gezogene Finale jener *Rushhour des Lebens.* Raus aus der Kita, hastig ins Büro, kopflos zurück: nein. Stattdessen wollte ich mich wie die jüngeren und die älteren Kollegen voll auf die Arbeit konzentrieren können. Aber dafür die Kindheit meiner Kinder überspringen? Natürlich nicht. Ich hatte mich für einen Augenblick für die falsche Seite entschieden, für die einfache Seite, für die der Arbeit, in der die Aufgaben und die Konflikte leichter zu lösen waren als zu Hause. Was ich aber wirklich wollte, war, nicht an meiner Familie vorbeizuleben. Und ich wollte die Literatur, diese tägliche Notwendigkeit, auf einem Gedanken herumzukauen und zu schreiben, nicht mehr nur aus der Peripherie verfolgen, in die ich mich nach Minnas Geburt habe treiben lassen. Ich wollte mehr Raum für mich und dafür, darüber staunen zu können, dass die Mordende Hand eine Qualle und jede Berührung tödlich ist. Ich wollte nicht mehr alles nur husch, husch machen. Und dafür musste ich mir eingestehen, dass diese Theorie, alles ließe sich mit allem vereinbaren, für mich nicht umsetzbar war.

*Von: Leitung; Betreff: Personalsituation: Guten Morgen, liebe Eltern, durch einen kurzfristigen Streikaufruf und krankheitsbedingten Ausfall ergibt sich eine veränderte Personalsituation. Bitte versuchen Sie, Ihr Kind heute etwas früher abzuholen!*

»Bleibt unser Kitaanspruch erhalten, wenn du in Teilzeit arbeitest?«

An sich fand Katinka die Idee gut, dass ich meine Arbeitszeit um einen Tag reduziere.

»Was hat Teilzeit mit dem Kitaanspruch zu tun?«

»Als wir den Kitaplatz beantragt haben, mussten wir angeben, wie viel wir arbeiten. Das wird doch nicht ohne Grund gewesen sein.«

»Und wenn wir es niemandem sagen?«

Je länger wir hin und her überlegten, desto mehr Fragen hatten wir. Am Ende nahmen wir Post-its, um den Überblick zu behalten. Auf dem ersten stand Gehalt. Klar, mein Gehalt würde weniger werden. Aber um wie viel? Es gab keinen brauchbaren Teilzeitrechner im Internet. Mit einem kam ich auf 829 Euro und 44 Cent weniger. Mit einem anderen auf minus 500. Und von dort weiter zum nächsten Post-it, Steuerklassen: Wenn sich unsere Gehälter annähern, sollten wir dann nicht auch die Steuerklassen wechseln? Dafür gab es Rechner, und die zeigten vor allem eines: Dass unser monatlich verfügbares Netto noch weiter sinken würde. Nächstes Post-it, Wohnung: Genau zwei Mal wurden wir in den Jahren, die wir schon nach einer neuen Wohnung suchten, zu Besichtigungsterminen eingeladen. Die Wohnung musste größer, durfte nun aber nicht mehr teurer sein als die, in der wir gerade wohnten. Was es für unsere Chancen bedeutete, wenn über tausend Euro weniger auf unseren Kontoauszügen stehen würden, darauf kamen wir auch ohne Internetrechner. Und auf Immobilienscout konnte ich nicht anklicken, dass ich nur achtzig Prozent arbeite. Ich konnte nur den Suchradius erweitern.

Ich war so verunsichert, dass ich begann, das Thema Teilzeitmänner richtiggehend zu studieren. Ich legte Notizen zu den unzähligen Quellen an: die Ergebnisse der ETH Zürich, die Reportage in der NDR-Mediathek, die Statements der BWL-Professorinnen in *Zeit-Online-* und *Spiegel*-Interviews, die Grafiken des Statistischen Bundesamtes. Dazu Paragrafen, die einen gesetzlichen Anspruch auf Teilzeit formulierten, eine Gesetzesbegründung, in der das Motiv für den Anspruch, die Gleichstellung zwischen Frau und Mann zu fördern, klar ausgesprochen stand, und vor allem: unendlich viele

Slideshows auf Instagram. Irgendwann war es eine solche Menge, dass ich eine Master-Notiz anlegte, Themenkomplexe, Kernbotschaften, Argumentationsmuster. Während die einen mehr Teilzeitmänner als Mittel für alles, aber vor allem gegen Fachkräftemangel und Gender Pay Gap forderten, verlangten die anderen »mehr Lust auf Überstunden«. Mit einem Mal hatte ich das Gefühl, im Zentrum einer gesellschaftlichen Debatte zu stehen. Obwohl ich eigentlich nur nicht mehr überfordert sein wollte.

*Von: Leitung; Betreff: Keine Betreuung: Liebe Eltern, Bereich 2 bleibt heute geschlossen und die Kinder werden nicht betreut. Morgen können Sie Ihre Kinder wieder bringen, da bleibt die Krippe geschlossen.*

Ein paar Wochen später war es morgens noch halb dunkel. Ich hatte bis zwei Uhr nachts an der Textprobe für ein Stipendium gearbeitet. Am Mittag lief die Bewerbungsfrist ab, aber ich musste in der Nacht fertig werden, weil Katinka bei ihrer Mutter war und ich pünktlich in der Kita sein musste, um den Zug nach Hannover zu bekommen. Dort sollte ich um elf einen Vortrag halten, für den ich fit sein musste. Es kam auf jede Minute Schlaf an.

»Jetzt komm schon«, sagte Minna mit ihrer hellen Stimme. Gar nicht quengelnd.

Und ich wusste nicht, ob es meine Müdigkeit war oder der Zeitdruck oder das Missverhältnis zwischen dem Aufwand und der Aussichtslosigkeit von Stipendienbewerbungen oder die Angst vor dem Vortragspublikum oder die Wut auf mich, dass ich ihrer Fröhlichkeit nicht entsprechen konnte.

Es begann einfach.

Ich presste die Lippen zusammen.

Ich drehte mein Gesicht ins Kissen. Ich spürte die Hitze von vorn. Wie alles um mich warm wurde. Mit ganzer Kraft hielt ich den Schrei im Hals. Mit vollem Druck die Kiefer gegeneinander. Die Gesichtsmuskeln so angespannt, dass ich den Druck in den Augen steigen spürte. Ein Zucken aus dem hart gewordenen Nacken. Dann war es vorbei. Ich löste mein Gesicht aus dem Kissen.

Minna guckte ins Leere. Weg von mir. Sie saß da in ihrem Schlafanzug, im Licht aus der Richtung der Balkontür, das immer noch zögerte, heller zu werden.

Ich wusste, dass dieser Moment bei Minna nachwirken würde. Aber ich wusste nicht, wie ich solche Momente verhindern sollte. Es war nicht das erste Mal.

Dann schluchzte Minna laut, und ich drückte sie

an mich. Sie war damals zwei. Nicht mein Gegner. Und ich hatte es schon wieder nicht kommen sehen, kam nicht an gegen die Wut, die in alles hineindrang. Dieser ganze Stress und der Frust über die fehlende Selbstverwirklichung.

Und mir wurde klar, dass ich etwas ändern musste.

Vor der turnusmäßigen Feedback-Videokonferenz mit meinem Chef Jörg war ich extra noch mal die Master-Notiz in meinem Handy durchgegangen: Themenkomplexe, Kernbotschaften, *Vorteilsargumentation*. Gesetzlicher Anspruch hin oder her, ich musste mit Jörg und den Leuten hier auch künftig klarkommen. Deshalb war es wichtig, dass sie erkannten, wie unglaublich gut meine Idee war, in Teilzeit zu arbeiten. Dass die Hürde groß war, wusste ich: Forscher der ETH Zürich hatten untersucht, wie sich ein offen geäußerter Teilzeitwunsch bei der Bewerbung auswirkt. Schon der Wunsch, als Mann die Arbeitszeit um nur zehn Prozent zu reduzieren, wird bestraft: Sechzehn Prozent niedriger ist die Wahrscheinlichkeit dann, vom Personalverantwortlichen kontaktiert zu werden. Bei Frauen ist die Strafe nur etwa halb so groß.

Zehn Prozent weniger arbeiten. Das war marginal, gerade, wenn ich an die unzähligen Stunden dachte, die wir unnütz in Videokonferenzen verschwendeten. Nicht die zehn Prozent werden bestraft, sondern die Idee an sich, als Mann in Teilzeit arbeiten zu wollen.

Ich wurde immer nervöser.

Nach den üblichen Einstiegsfloskeln sagte Jörg: »Lass uns doch mit deinen Punkten starten.« Wie immer war er nicht vorbereitet.

Wenn, dann jetzt. Doch der extra zurechtgelegte Einstieg in die Argumentation aus meiner Master-Notiz war plötzlich weg. Ich konnte mich einfach nicht mehr erinnern.

»Ich hätte da einen Punkt.«

»Okay?«

Nicht mehr verschieben. Trotzdem starten. »Ich möchte gern auf achtzig Prozent gehen.«

»O Mann, muss das sein?«

An diesen ersten Satz erinnere ich mich genau. Wie aus dem Mobbinglehrbuch. Und ich dachte: Arbeitsgericht. Und: Abfindung.

»Na ja.« Er tippte eine Notiz. »Als mein Sohn im Alter deiner Tochter war, hab ich auch achtzig Prozent gearbeitet.«

Ich merkte auf.

»Am besten ist, du gehst immer freitags raus. Das kann jeder eintakten.«

Ich empfand eine Nähe zu Jörg wie noch nie in

den Jahren zuvor. Er sprach immer schneller. Wie sehr es ihn belastete, dass drei Kolleginnen zum Ende des Jahres gehen würden. Dass er nur noch damit beschäftigt sei, Stellenanzeigen zu schreiben und mit Personalagenturen zu verhandeln. – *O Mann, muss das sein.* Und mir wurde klar, seine Reaktion hatte gar nichts mit mir zu tun.

»Du musst das mit HR organisieren. Setz mich einfach in CC, falls die rummoppern.«

Wie ein konspiratives Treffen fühlte sich das plötzlich an. *Wir gegen die.* Ein Gefühl von Freiheit stellte sich ein. Neuanfang. Aber auch der Gedanke: Das wäre schon die ganze Zeit möglich gewesen?

Nach dem Gespräch schrieb ich direkt HR, dass ich auf achtzig Prozent reduziere, und setzte Jörg in CC. Im anschließenden Team-Meeting war es dann ganz einfach: Ich bin Montag bis Donnerstag da. – Die große Verkündung. Und nichts passierte. Nur Minuten später schrieb ein Kollege dann aber doch eine E-Mail: »Cool, dass Du das machst! Und cool, dass das heute möglich ist!«

Sofort fühlte ich mich wie ein Hochstapler. Als gehe es bei meiner Entscheidung um mehr als um mich. Das ist bis heute so: Immer wieder assoziieren Menschen mit mir als Mann in Teilzeit, dass ich ein besonders aufopferungsvoller Vater sei. Und es fällt mir schwer, dann zu sagen: Hey, es gibt noch andere Gründe – wieder handeln können, schreiben, etwas von Katinka haben und von den Kindern.

*Von: Leitung; Betreff: Eingeschränkter Betrieb: Liebe Eltern, Aufruf zum Streik: In allen Bereichen sind ein eingeschränkter Betrieb und eine Reduzierung der Kinderzahlen notwendig. Bitte suchen Sie nach einer eigenen Lösung. Alternativ müssen wir leider einzelne Bereiche komplett schließen.*

Am nächsten Morgen lag die Antwort von HR ganz oben in meinem Posteingang.

»Ich stelle fest: Sie haben eine Vereinbarung zur Reduzierung der Arbeitszeit auf 80 % mit Ihrer Führungskraft, aber keine Änderung der Arbeitstage von 5 auf 4 Tage.«

Ich müsse einen Antrag zur Änderung meiner Einsatztage senden. Mein Urlaubsanspruch würde entsprechend gekürzt.

Als würde jemand Hand anlegen, so fest fühlte sich der Druck gegen meine Kehle in dem Moment an. Ich stand vom Schreibtisch auf. Vielleicht weniger Betreuungszeit in der Kita und jetzt auch noch der Urlaub? Für wen sollte Teilzeit eigentlich gut sein? Erst später begriff ich, dass ich für Tage, an denen ich nicht arbeite, natürlich keinen Urlaub nehmen muss.

In der Kaffeeküche traf ich Anne, von der ich wusste, dass sie nach der Elternzeit mit sechzig Prozent wieder eingestiegen war.

»Gute Entscheidung«, sagte sie statt Hallo.

»Danke! War am Ende gar nicht so kompliziert.«

»Pass bloß auf, dass du nicht genauso viel wie immer arbeitest, nur für weniger Geld.« Sie nahm ein Glas aus dem Schrank. »Sonst geht das zu deinen Lasten.«

Ich wusste nicht, was sie meinte. Für meine Begriffe war es ohne Weiteres möglich, kürzer zu arbeiten und trotzdem dasselbe zu schaffen. Ich begann, Aufgaben zu priorisieren. Unwichtiges rutschte nach hinten. Und davon gab es natürlich jede Menge. *Fake Work.* Meetings ohne Agenda und ohne konkretes Ziel, dafür mit zig Leuten, die nichts zum Ergebnis beitragen können.

Bald wurmte es mich allerdings, dass sich einige Kollegen Mitte der Woche dagegen entschieden, mich bei eiligen Aufgaben einzubeziehen. Ich versuchte eine Weile, das zu kompensieren. Ich beantwortete an Montagen ganz früh Anfragen von Donnerstagabend, nur um dann zu erfahren, dass sie in Freitagsmeetings in meiner Abwesenheit schon für erledigt erklärt worden waren. Das war es vielleicht, was Anne meinte. Meine Rolle annehmen. Nicht überkompensieren. Ich wurde tastender. Ich schrieb häufiger »könnte« und »dürfte« und empfahl Abstimmungen. Ein Modus, in dem fehlende Informationen sich weniger eindeutig auswirkten, Fehler weniger klar nachweisbar sein würden, insbesondere nicht als meine Fehler. Lauter Dinge, von denen ich als Berufseinsteiger bei älteren Kollegen dachte: wie behördenmäßig, wie wenig ambitioniert, wie weit entfernt davon, die Firma voranzutreiben. Ich lernte, Aufgabenbereiche klar abzustecken. Unzuständigkeit auszusprechen. Aber ich lernte vor allem einfach zuzugeben, dass das okay ist. Weil ich in der Familie und der Literatur noch zwei andere Ziele habe, als Büro-Aufgaben abzuarbeiten.

*

Ich schaue auf die Uhr. Wenn das mit Minna als Mittagskind heute was werden soll, muss ich mich langsam beeilen. Ich bitte den Kellner, den Aperol Spritz gleich bezahlen zu können, und gebe den Versuch auf, mich auf den Artikel über zweckfreie Aufmerksamkeit zu konzentrieren. Ich halte das Handy an das Kartenlesegerät und sehe eine Nachricht von Katinka. Ein Zwinkersmiley und ein

Link, der zu dem Recruiting-Video einer internationalen Großkanzlei führt. Einer der Partner der Kanzlei sagt: »Vater sein ist eine sehr, sehr wichtige Aufgabe, vielleicht die wichtigste für einen Mann.« Dann kommt ein Break mit businessmäßigen Bildern. Und gleich darauf sagt er: »Holt euch so viel Hilfe wie möglich von außen. Sei es durch die Familie, die Großeltern, aber auch, wie bei mir, eine Familienmanagerin.«

Die wichtigste Aufgabe für einen Mann. Aber noch lange keine, die er höchstpersönlich erledigen muss. Das erkenne ich sogar angetütert als falsch.

*Von: Leitung; Betreff: Streik: Liebe Eltern, die Gewerkschaften haben Donnerstag zum Streik aufgerufen, und wir benötigen bitte Ihre Unterstützung! Versuchen Sie, eine eigene Betreuung zu organisieren. Wir werden wieder einzelne Bereiche schließen! An diesen Tagen werden die Kinder der jeweiligen Bereiche nicht betreut.*

Ich sortiere die neue Streik-E-Mail der Kita in den Ordner mit den Kita-E-Mails, schalte das Diensthandy an, öffne das Zeiterfassungssystem und ziehe meinen freien Tag in der kommenden Woche von Freitag auf Donnerstag vor. Als Teilzeitmann kann ich alles Mögliche in der Zeit machen, in der ich kein Geld verdiene. Das Kind unten an der Rutsche mit beiden Händen auffangen. Während des Harfenunterrichts im Vorraum warten. Abendbrot beyond Nudeln mit Tomatensoße hinkriegen. Die Infos zum Kitafest bis zu Ende lesen.

Oder *Call of Duty* zocken. Eine Depression in den Griff kriegen. Lesen, schreiben und in die Sonne schauen, weil Mittagskind auch schon ziemlich okay ist. Oder ich kompensiere diese Kitapolitik, die zwischen Überlastung, Erkrankung und elender Bezahlung jede Verlässlichkeit offiziell abgestellt hat. Da ist es dann doch. Dieses gesamtgesellschaftliche Ding. Vielleicht mache ich ja wirklich ein bisschen mit.

Auf dem Weg in die Kita sehe ich die Mutter von Elias mit zwei anderen Müttern in dieselbe Richtung gehen. Am Morgen gehen ihre Männer diesen Weg. Eilig nicken sie einander zu. Der große Väterfake: »Ich bringe ja jeden Morgen. Meine Frau holt jeden Nachmittag ab. Also mache ich die Hälfte.« Das verschweigt natürlich, dass echte Nachteile nur das Kümmern um die Kinder am Nachmittag bringt. Wenn die Kinder nicht mehr fremdbetreut sind. Wenn der Einsatz wirklich was kostet. Gegenüber den Kollegen. Bei der Selbstverwirklichung. Bei den Rentenansprüchen. Nicht so wie am Morgen, wenn man die Kita noch vor den ersten Termin schieben kann. Abholen am Nachmittag bedeutet ja auch, sehr früh am Morgen im Job anfangen zu müssen. Oder weniger als acht Stunden am Tag zu arbeiten. Teilzeit.

Nach einem Eis steht Minna an der Leiter, die rauf zu der Rutsche führt, vor der sie immer Angst hatte. Sie ruft: »Aber du musst mich auffangen!«

Da vibriert mein Diensthandy. Ich muss vorhin vergessen haben, es wieder auszuschalten.

»Wo ist die Excel mit dem FAQ für die Legal-Fragen?«, will ein Kollege wissen.

Ich weiß genau, wo die Datei ist. In seinem Posteingang, E-Mail von mir von gestern, kurz bevor ich nach Hause gegangen bin. Es würde mich keine dreißig Sekunden kosten, das zu tippen.

Das Gefühl, an meinem freien Tag in einer Art Stealth Modus unterwegs sein zu müssen, breitet sich wieder aus. Aber ich muss mich doch gar nicht verstecken. Ich stecke das Handy weg und rufe Richtung Leiter: »Trau dich!«

Dann ist Minna oben.

»Papa jetzt!«

Ich gehe in die Knie und strecke ihr beide Arme entgegen: »Attacke!«

*»Disneyfilme und die Rama-Werbung der Achtziger- und Neunzigerjahre kollidieren mit meinem Alltag als Ein-Eltern-Familie.«*

LILLI TOLLKIEN

# Fliegende Fische

»Ich bin wie die Wölfin. Geh allein und lache
über die Herde. Mein Leben verdiene ich selbst,
wo und wie auch immer ist's mein Lohn, meine Hände
können arbeiten und Köpfchen hab ich auch.«

*Aus: Alfonsina Storni, Die Wölfin*

Ein Video im Internet: Kinder stehen in Kostüme gekleidet auf einer Bühne, vielleicht nach einer Aufführung zum Muttertag. Ein Erwachsener, wahrscheinlich der Lehrer, beugt sich hinunter und hält dem kleinsten und niedlichsten Kind ein Mikrofon vors Gesicht.

Er fragt: »How would you describe your mom in one word?«, dann zwinkert er dem Publikum zu, offensichtlich in Erwartung einer ebenso niedlichen Antwort.

Das Kind überlegt kurz und antwortet: »Tired.«

Pause.

Der Moderator hüstelt verlegen, die Kamera wackelt, und durch das Publikum geht ein Raunen. Der Kaiser ist nackt, die Mutter ist müde.

Die Monomutter ist eine Mutter-Mutation.
Müder noch und matter.

Neulich habe ich einen Fisch aus dem Fenster geschmissen. Er war noch gefroren. Ich hatte den Fisch bei Edeka in den Wagen gelegt, weil ich keine Lust hatte, am Abend aufwendig zu kochen. In der Nacht zuvor waren die Kinder alle zwei Stunden wach geworden. Am Morgen hatte ich, nachdem ich sie angezogen, ihnen ein Frühstück und ihre Brotboxen bereitet hatte, einen gelben Brief aus dem Briefkasten gezogen und mich nicht getraut, ihn zu öffnen. Nun lag der Arbeitstag hinter mir, ich stand vor der Tiefkühltruhe und dachte daran, dass meine Kinder seit Wochen nach Fischstäbchen verlangten, weil es die auf einem Kindergeburtstag gegeben hatte. Schließlich entschied ich mich für *Ofen-Backfisch knusprig kross,* weil ich mir ausmalte, ein derart großes Fischstäbchen mache vielleicht weniger Arbeit als viele kleine Fischstäbchen. Ich war so erschöpft, dass ich den potenziellen Arbeitsaufwand tiefgekühlter Fische gegeneinander abwog. Zurück auf der Straße, nachdem ich den Einkauf im Fahrradkorb verstaut hatte, überfiel mich der Drang, mich sofort unter den Baum zu legen, an den mein Fahrrad gelehnt war, neben den freundlichen Labrador, der hier auf seinen Besitzer zu warten schien. Mit Mühe widerstand ich und machte mich auf den Weg zur Kita, um meine Kinder abzuholen.

Je näher ich dem grauen Flachbau kam, an dessen Fassade in bunten Lettern *Kinderhaus* steht, umso wacher wurde ich. Etwas hüpft in meiner Brust, sobald das Wiedersehen mit meinen Kindern bevorsteht und ich sie gleich in meine Arme schließen werde. Es fühlt sich an wie eine besondere Verliebtheit.

Auf dem Heimweg musste ich dann dreimal anhalten, das erste Mal, damit sich die Kinder umsetzen konnten. Die Kleine brüllte »Kuso«, sie wollte kuscheln mit dem Großen, aber der wollte lieber alleine sitzen. Das zweite Mal musste ich einen Streit um ein rotes Matchbox-Auto schlichten und beim dritten Mal Trost spenden, weil eine Tür des Autos während des Streits abgefallen war.

»Buch anschauen.« Zu Hause angekommen zuppelte die Kleine an meiner Hose und zog mich zum Sofa. In *Die Bärenfamilie* gibt es Mama-Bär und Papa-Bär und ihren süßen kleinen Bären. Papa-Bär schlürft den Honig, die Bärenmutter schaukelt die Kleinen, und dann tanzen sie Ringelreihen.

In der Natur zieht eine Bärenmutter ihre Kinder alleinerziehend auf.

»Das ist aber kein Fischstäbchen«, brüllte mein Sohn und zeigte angewidert auf den Backfisch auf dem Teller neben der Pfanne. »Igitt, igitt, igitt«, rief er und stampfte bei jeder Silbe abwechselnd mit einem Fuß auf. Vielleicht war das der Auslöser.

»Es ist eben ein großes Fischstäbchen!«

Meine Stimme überschlug sich, ich heulte, und dann schrie ich, griff den rechteckigen Fischklotz und warf ihn mit voller Wucht durch das geöffnete Fenster, während der andere Fisch in der Pfanne brutzelte.

»Dann eben nicht.«

Nun stampfte auch ich mit dem Fuß und meckerte etwas in dieser Muttisprache, die ich nie hatte sprechen wollen, der kalte Fisch landete mit einem knackenden Geräusch auf der Straße und glücklicherweise nicht auf einer Passantin. Mein Sohn schaute mich erschrocken an, ganz still jetzt.

Monomütter haben keine Zeugen. Wir müssen uns selbst eine Zeugin und ein Korrektiv sein. Später, als die Kinder und ich nach einer Tobe-Runde als großes Knäuel auf dem Sofa lagen, kicherten wir über fliegende Eisfische und brüllende Monstermütter, die warmen glucksenden Kinder unter einer Patina aus Scham.

Vielleicht hätte ich meine Wut zu regulieren gewusst, wenn ich nach der langen Nacht nicht mit Existenzangst zu kämpfen gehabt hätte (gelber Brief), wenn ich mit zwanzig Wochenstunden Arbeit genug für unsere Familie verdienen würde oder wenn ich mehr Unterstützung hätte. Wut, Schuld und Scham reihen sich auf in einer Perlenkette, die sich wohl alle Mütter täglich anlegen. Unsere Müdigkeit ist kein individuelles Problem, sondern ein Effekt der gesellschaftlichen und politischen Verhältnisse.

Die Müdigkeit der Mütter soll unsichtbar bleiben.

Wir sind wütende Mütter, zu müde für den Aufstand.

Die Motormutter brummt.
Der Motor läuft immer.
Die fleißige Biene summt.

Nur auf Instagram sind die Mütter nicht müde. *Mama-Coaching, Single-Mom-Empowerment* und *Me-Time für moody Mono-Mothers.*

»Was hält unser Leben als *Singlefamily* im Innersten zusammen?«, fragt die mit einem Sommersprossenfilter versehene Mutter in roséfarbenem Top mit bedeutungsschwangerem Blick in die Kamera, ihre Iris vom Ringlicht glitzernd. Im Hintergrund eine blitzende Wohnung, Wände in Pastell.

Geld kann sie nicht meinen, denke ich, das wäre zu naheliegend. Sie wird Küchenkrepp meinen, Moltonwindeln und Feuchttücher. Dank Zellstoff rutschen wir nicht aus auf dem verschütteten Apfelsaft, klebt die Tomatensauce nicht an unseren Blusen, werden die Nasen unserer Kinder trocken, wird unser Leben zusammengehalten. Der Regenwald stirbt für die *Singlemother,* denke ich, aber die Sommersprossenmutter lächelt wissend und sagt: »Achtsamkeit und Meditation.«

Aber müssen wir meditieren? Niemand läuft doch so achtsam wie wir eine Straße entlang: »Schau mal das Blatt, Mama«, »Guck mal der Stein«, »Was ist das für ein Licht?« und »Riechst du das auch?«

Wir brauchen Zeit, und wir brauchen Geld. Wie die Berliner Autorin Jacinta Nandi sagt: »Wir tun so, als ob Geld ein Detail wäre, aber es ist die Hauptsache. Wenn du nicht genug Geld hast, um die Waschmaschine zu reparieren, kannst du so viel meditieren, wie du willst. Aber du hast keine Waschmaschine. Du brauchst die Waschmaschine vor der Therapie.«

Das Leben mit Kindern
nicht geteilt durch zwei,
multipliziert mit uns selbst,
Mutter mal Mutter gleich
Multimuttitasking.

Es sind nicht unsere Kinder, diese Glücksbomben und Flausenflummis, die uns müde machen. Solche Müdigkeit ist bloß eine körperliche. Wirklich müde sind wir von den Zuschreibungen und misogynen Märchen, mit denen wir uns konfrontiert sehen, von den Blicken, die das Leid der Trennungskinder messen, nicht aber die Auswirkungen von konflikthaften oder gewaltvollen Beziehungen. Sie richten den Fokus auf den Mangel. Sie könnten uns zu unserer Freiheit gratulieren, aber wir werden als Gescheiterte stigmatisiert und ernten mitleidige Blicke. Dabei ist das Problem meist nicht, dass wir allein, also ohne Vater sind, egal, ob wir die Solo-Elternschaft von vornherein gewählt haben oder sie uns zugestoßen ist. Ja, es stimmt, wir leiden oft Mangel, und manchmal tragen wir das große Paket Angst und Schuld, das mit der Geburt eines Kindes mitgeliefert wird, allein auf unseren Schultern, aber auch die Freude. Es mangelt uns nicht an der Beziehung, die offensichtlich nicht funktioniert hat, sondern an Zeit, Geld, Unterstützung und Akzeptanz. Die idealisierte Modellfamilie ist nicht immer und für jede ein Ort der Geborgenheit. Angesichts der Vielzahl alternativer Formen des Zusammenlebens ist sie sowieso nur noch eine Wahl.

Laut des BMFSJ (Allein- oder getrennterziehend-Lebenssituationen, Übergänge und Herausforderungen, Familienleben und Verantwortlichkeiten nach Trennung und Scheidung) lebten im Jahr 2019 rund 2,2 Millionen Kinder bei einem von 1,5 Alleinerziehenden, Tendenz steigend. Die meisten der Ein-Eltern-Familien entstehen durch Trennungen und Scheidungen. Fast jede zweite Ehe scheitert, und fast immer sind es Frauen, die Kinder allein erziehen.

Dennoch haftet uns immer noch das »Stigma des Atypischen, nicht der Norm Entsprechenden« an, wie die Soziologin Sigune Wieland schreibt, »während Zwei-Elternteil-Familien das Gruppencharisma des normalen idealtypischen Familienmodells umgibt«. Laut der Autorin werde dieses Stigma vor allem durch »mediale Darstellung Alleinerziehender mit hoher Nachdrücklichkeit gefördert«.

Disneyfilme und die Rama-Werbung der Achtziger- und Neunzigerjahre haben sich als Narrativ über Familie in meine Vorstellungen eingeschrieben und kollidieren mit meinem Alltag als Ein-Eltern-Familie.

Alleinerziehende sind die am meisten armutsgefährdete Bevölkerungsschicht, schreibt Anne Dittman in ihrem Ratgeber *Solo, selbst & ständig,* jede zweite alleinerziehende Mutter ist von Armut bedroht.

Auch die Familienpolitik ist an der traditionellen Ehe ausgerichtet, und Alleinerziehende werden als Familien zweiter Klasse behandelt. Im Verhältnis zu verheirateten haben sie eine viel geringere Steuerentlastung, werden ungleich hoch besteuert. Sie brauchen Arbeitszeiten, die zu den Betreuungszeiten passen, und sie brauchen Betreuungszeiten, die zu den Arbeitszeiten passen.

Wenn wir uns, zusätzlich zur Lohn- und Care-Arbeit, durch zentimeterdicke Anträge arbeiten müssen, scheinen die vom Staat bereitgestellten Hilfen darauf ausgelegt zu sein, uns mürbe zu machen.

Wir sind müde von wuchtigen hässlichen Worten, in Aktenschränken gewuchert und so lebendig wie eine Büro-Grünlilie. Kinderzuschlag nach § 6a, Auszug aus dem Sorgeregister, Antrag auf Bildung und Teilhabe, Wohnberechtigungsschein.

Auch der Begriff »alleinerziehend« ist irreführend. Laut BMFSJ (Lebenswelten und -wirklichkeiten Alleinerziehender) begegnet Müttern der Begriff alleinerziehend »vor allem im Kontext von Verwaltungsvorgängen bzw. Fremdzuschreibungen, kaum wird er jedoch aktiv zur Beschreibung von persönlichen Familienzusammenhängen verwendet«. Nicht nur, dass ihm das Image des Sozialfalls anhaftet, auch sind nicht alle von uns per se allein. Manche sind in neuen Partnerschaften, manche werden von Familie oder Freunden unterstützt.

Unsere Zeit ist eine zu kleine Decke, egal an welcher Stelle wir zerren und zuppeln, immer schaut etwas darunter hervor. Und immer steht jemand neben dem Bett und zeigt mit dem Finger darauf, der Arbeitgeber, wenn wir zu spät kommen, die Kita, wenn wir nicht beim Elternabend sind, die Therapeutin, wenn wir uns keine Zeit für uns selbst nehmen, und die Freundin, wenn wir die dritte Verabredung absagen.

Wir sind gleichzeitig unter- und überfordert. Unser Körper ist müde, aber unser Geist sehnt sich nach Farben und Musik.

Unsere Playlists sind unterlaufen von Fredrik Vahle und Simone Sommerland. Aber wir drehen Maslows Bedürfnis-Pyramide einfach um, wenn wir etwas erschaffen wollen. Eine erschlichene Stunde vor Sonnenaufgang nutzen wir besser als jede andere, denn wir müssen über Windeln und Milch hinausatmen, wir müssen es, um *gute Mütter* sein zu können. Wir tanzen barfuß auf den Legosteinen.

Die Monomutter muss,
auch wenn sie die Muse küsst,
immer Mutter sein.

Wir lesen Bücher über bedürfnisorientierte Erziehung.

Wir vergessen unsere Bedürfnisse.

Wir bekommen Mehrbedarf in Höhe von 67,50 Euro, wenn wir arbeitslos sind.

Männer warnen vor den Monomüttern beim Dating, sie könnten bedürftig sein.

Manchmal finden wir nicht die richtigen Worte, weil wir müde sind. »Gib mir mal das«, sagen wir, »du weißt schon, zum Schneiden, genau, danke.«

Als ich heute in der Tram saß, lauschte ich einem Gespräch zwischen zwei jungen Frauen über ein Tinder-Date vom Vortag.

»Wow, was für ein Typ«, sagte die eine, »der kümmert sich echt.«

Sie schaute auf das Handydisplay, das die Freundin ihr vor die Nase hielt, das Gesicht verzückt wie beim Anblick eines Katzenvideos. Gemeint schien der *Crush* der anderen, den sie zuvor als einen Vater von drei Kindern beschrieben hatte, jedes von einer anderen Frau, und der an jedem zweiten Wochenende seine Kinder träfe, um mit ihnen ins Kino oder Eis essen zu gehen.

Eine Mutter hat drei Kinder von drei Vätern. Sie kümmert sich, da alleinerziehend, sogar mehr als der tolle Typ, nämlich fast immer um ihre Kinder. Hier fallen die Reaktionen in der Regel anders aus. Statt: Wow, die kümmert sich, betretenes Schweigen und RTL-Reality-Show-Assoziationen.

Wie *Achtsamkeit,* ist auch *Resilienz* in aller Munde.

Die Monomutter ist mutig und einfallsreich.

Sie ist ein fliegender Fisch.

Sie findet eine Lösung.

Am Wochenende hatten wir Besuch, eine alte Freundin und ihr neuer Freund waren aus Berlin angereist. Sie nahmen die Kleine bei den Händen und spielten mit ihr *Engelchen flieg*. Sie jauchzte und gluckste. Es ist immer schön für die Kinder, wenn andere Menschen unseren kleinen Familienkosmos bereichern.

Plötzlich schrie sie und ließ den linken Arm hängen.

Der Ellenbogen ließ sich bewegen und schwoll nicht an, aber sie konnte mit dem Arm nicht greifen und jammerte bei jeder Berührung. Wir ließen etwas Zeit vergehen, und die Kleine war abgelenkt durch die Aufmerksamkeit der beiden Gäste.

Als der Besuch am Abend weg war, hatten sich die Symptome verschlimmert. Eine Google-Suche ergab die Diagnose *Chassaignac-Lähmung.* Diese teilweise Ausrenkung der Knochen am Ellenbogen wird auch *Nursemaid-Ellenbogen* genannt, weil sie besonders häufig Kinder unter vier Jahren betrifft, die an der Hand gehalten in die Luft gehoben werden.

Ich beschloss, in die Klinik zu fahren. Dann dachte ich an die holprige Fahrt mit dem Fahrrad dorthin, an das lange Warten in der Notaufnahme mit den vom Spielen müden Kindern, an die Rückfahrt und die Nacht und googelte noch einmal, in der Hoffnung, eine Entwarnung zu finden, aber ich fand nichts. Der Arm sollte möglichst am selben Tag eingerenkt werden, um erneutes Ausrenken zu vermeiden. Außerdem fand ich ein Video auf *Wikihow,* das als Anleitung für junge Ärzte diente. Darin wurde detailgenau beschrieben, wie die Subluxation aufgehoben und das Radiusköpfchen zurück in seine Position gerückt werden konnte. Ich googelte noch einmal und versicherte mich, dass ich nichts falsch machen konnte, höchstens wirkungslos bleiben. Dann setzte ich die Kleine in ihren Kinderstuhl und nahm allen Mut zusammen. Mit der rechten Hand hielt ich ihren Ellenbogen und drückte mit dem Zeigefinger in die kleine Kerbe, während ich mit der Linken den Unterarm nach innen drehte. Durch diese Überpronation sollte es laut Video gerichtet werden. Ich hielt die Luft an. Tatsächlich vernahm ich ein Klicken, so wie es beschrieben war, die Bestätigung, dass es funktioniert hatte. Die Kleine lächelte und griff nach dem Fruchtriegel, mit dem ihr Bruder und ich sie einige Minuten vorher vergeblich ermutigt hatten, den schlaffen Arm zu heben.

Wenn wir Monomütter selbst einmal krank werden, weil wir immer noch nicht gegen alle Kitakeime resistent geworden sind, kriechen wir auf allen vieren durch die Wohnung, unsere kranken Kinder tragen wir auf dem Rücken wie eine Opossum-Mutter, oder wir lassen sie lange Tiersendungen schauen.

Als ich hochschwanger eine heftige Grippe mit hohem Fieber hatte, sagte mein damaliger Partner und Vater der Kinder: »Ich hasse es, wenn du krank bist«, und verließ die Wohnung. Er kam nicht wieder.

Am Abend brachte ich meinen Sohn zu Bett.

»Schlaf Kindchen schlaf«, sang ich, »dein Vater ist ein Schaf«, dachte ich, »die Mutter schüttelts Bäumelein, da fällt herab ein Träumelein.«

Ich träumte von Unterstützung, aber es war ein Fiebertraum.

Letzten Freitag erwachten meine Kinder mit roten Wangen und glasigen Augen, am Abend hatte auch ich Schüttelfrost. Ich öffnete WhatsApp und die Gruppe *Monomütter*. Ich tippte OPOSSUM in die Timeline und sandte ein frierendes Emoji. Sogleich regnete es Herzen und Genesungswünsche. Zwei Stunden später klingelte es an der Tür. Als ich öffnete, sah ich dort liebevoll angerichtet eine Suppe in einer Tupperdose, eine Knolle Ingwer, Schokolade und Orangensaft. Die andere wollte sich nicht anstecken, und ihre Kinder warteten im Auto, weswegen ich sie nicht hineinbat, aber die Suppe schmeckte nach einer Umarmung.

*»Twin A ist Seife und Bürste,
Twin B ist Ganzkörperbemalung
und Dreadlocks.«*

LAURA VIEFHUES

# Winziges Doppel

Sommer 2024.

Gerade habe ich meinen Mann und unsere beiden älteren Kinder verabschiedet. Sie fahren mit dem Wohnmobil nach England zu einem Festival, das mein Mann seit 25 Jahren jedes Jahr besucht und das seine Lebensader, seine emotionale Tankstelle ist, deren Energie ihn trägt. Unser Sohn ist neun und jetzt zum dritten Mal dabei, meine Tochter ist gerade sieben geworden und darf zum ersten Mal mit. Normalerweise würde für mich jetzt eine lang ersehnte Zeit allein zu Hause beginnen.

Juli 2019.

Ich sitze bei der Frauenärztin und warte. Vor drei Wochen war mein Schwangerschaftstest positiv – ein drittes Kind, würden wir das schaffen? Die beiden ersten sind noch recht klein, knapp zwei und vier Jahre alt, und furchtbar anstrengend; unsere Dreizimmerwohnung ist schon jetzt das Minimum dessen, was uns für eine vierköpfige Familie vorschwebt, und der angespannte Berliner Wohnungsmarkt bietet auch keine besseren Aussichten. Endlich habe ich mein Psychologie-Diplom in der Tasche und will jetzt durchstarten. Ich bin gerade 41 geworden; mein Mann, der schon eine erste Familie mit zwei Kindern hat, ist 53 und freut sich, dass er noch ein bisschen windelfreie Zeit genießen darf, bevor er selbst welche tragen muss.

Die Ärztin ruft mich hinein. Wir begrüßen uns vertraut; sie hat mich schon in den letzten beiden Schwangerschaften begleitet.

Ich nehme auf dem Behandlungsstuhl Platz. Die Wahrscheinlichkeit, Mehrlinge zu bekommen, steigt statistisch mit zunehmendem Alter, deshalb sage ich halb im Scherz, halb ernst: »Wir müssen nicht gucken, *ob* ich schwanger bin, sondern nur, *wie viele* es sind.«

Die Ärztin lacht mit, beginnt den Ultraschall und findet fast sofort die Fruchtblase mit einem schlagenden Herzen darin.

»Nein, es ist nur eines, aber das Herz schlägt kräftig!«

Wieder lachen wir beide, ich halb enttäuscht, halb erleichtert.

Dann hält sie inne und guckt noch einmal mit zusammengekniffenen Augen auf den Bildschirm.

»Moment … Das sind tatsächlich zwei! Da ist noch eins – das sind Zwillinge!«

Ich bin kurz sprachlos. Dann sage ich: »O mein Gott.«

Mit zitternden Händen stehe ich wenig später vor der Praxis und suche mein Telefon.

Mein Mann hat schon geschrieben: »Na? Wie war's? Wie geht es dem Kleinen?«

Ich antworte: »Es geht IHNEN gut!«

»IHNEN???«

»Es sind zwei!«

»Ist das ein Scherz?«

»Nein.«

Ich finde es absurd und wahnsinnig, dass ich bald Vierfach-Mutter sein werde. Wie oft habe ich meinen Mann damit aufgezogen, dass er insgesamt vier Kinder hat – mir erschien das unglaublich viel. Und jetzt werde ich bald selbst *vier* Kinder haben? Eine Großfamilie? Ich? Ich, die ich vor zehn Jahren noch dachte, nie Kinder bekommen zu können? Viele Male sage ich in den folgenden Monaten panisch zu meinem Mann: »Ich kann das nicht! Ich kann keine VIER Kinder haben! Das packe ich nicht.«

Ich denke an unsere zu kleine Wohnung. An die finanzielle Lage. An die noch so kleinen, bald

Großen, die mich teilen müssen. An mein fehlendes Organisationstalent, meine konfuse Persönlichkeit, und daran, dass wir mit vier Kindern ins absolute Chaos stürzen werden. Ich denke an meine Zeit und meine Energie, die begrenzt sind und die ich schon jetzt gegen zwei Kinder verteidige und mich dabei schuldig fühle. Ich frage mich, ob ich jemals wieder für ein paar Stunden allein zu Hause sein und ob ich irgendwann wahnsinnig werde oder ob mein Leben in den nächsten zwanzig Jahren nur ein Durchhalten von Tag zu Tag sein wird. Mein Mann beruhigt mich, aber ich weiß, dass er ähnliche Gedanken hat.

Dann wieder gibt es Momente, in denen ich mein Glück kaum fassen kann – Zwillinge! Als Kind wünschte ich mir immer einen eigenen Zwilling; ich überredete oder bestach meine kleine Schwester, sich wie ich zu kleiden. Nie wurden wir für Zwillinge gehalten.

Die Zeit der Schwangerschaft ist eine Abfolge von höchster Freude und tiefster Angst, von emsigem Zusammenkaufen all dessen, was man (wie ich damals dachte) für Zwillinge braucht – doppelte Kleidung, eine doppelte Federwiege, eine Doppeltrage, ein Doppelstillkissen, zwei Maxi Cosis, zwei Badetücher, zwei Wollwalkanzüge, zwei Schlafuhren, zwei, zwei, zwei … – und Überlegungen zu

Alternativen einer Zwillingselternschaft (Adoption, Schwangerschaftsabbruch, Babyklappe, Kinder bekommen und dann weit wegrennen). Ich oszilliere zwischen stürmischer Umarmung der Situation und der Hoffnung, dass sich alles als ein Irrtum herausstellt. Mit der Zeit überwiegt die Freude.

Die Reaktionen der Umgebung sind unterschiedlich. Meine Mutter verstummt für Wochen. Mein Vater bereitet mich sachlich darauf vor, was auf uns zukommt, und wirbt um Verständnis für den Schock meiner Mutter. Die meisten freuen sich für uns. Ab und zu fällt auch der Begriff »Albtraum« – meine Irritation darüber wächst.

Ich lerne Dinge, über die ich mir nie Gedanken gemacht hätte: Bei einer Mehrlingsschwangerschaft ist von Anfang an klar, welches Baby als Erstes auf die Welt kommen wird. Sie werden nicht, Reise-nach-Jerusalem-mäßig, in der zufälligen Folge geboren, in der sie sich gerade befinden. Das Kind, das als Erstes geboren werden wird, heißt bei den Untersuchungen »Twin A«, das andere »Twin B«. Etwa 3,7 Prozent der in Deutschland geborenen Kinder sind Mehrlinge – eine unglaubliche Zahl! Bei einer Klassenstärke von fünfundzwanzig Kindern gibt es statistisch in fast jeder Klasse ein Mehrlingskind. In einem durchschnittlichen Wohnhaus einer Großstadt leben etwa vierzig Menschen und damit quasi in jedem Haus jemand, der einen Zwilling oder höhergradigen Mehrling hat. Es gibt Zwillinge, die an unterschiedlichen Tagen geboren werden. Der Entbindungstermin meiner Zwillinge wird für den 2. Februar 2020 berechnet, es besteht die ganz realistische Möglichkeit, dass sie am 31. Dezember 2019 und am 1. Januar 2020 zur Welt kommen. Dann wären sie nicht nur an unterschiedlichen Tagen, sondern sogar in unterschiedlichen Jahrzehnten geboren! Ich stelle mir vor, wozu das später führen könnte – Twin A trainiert in der 2019er-Mannschaft, Twin B in der 2020er. Twin A darf mit 67 in Rente gehen, Twin B muss bis ans Lebensende arbeiten.

Geboren werden die beiden schließlich am 21. Dezember 2019, dem kürzesten Tag des Jahres und dem 98. Geburtstag meiner Großmutter. Am 20. Dezember muss ich wegen einer beginnenden Gestose ins Krankenhaus und werde nachts im Bettenzimmer der Klinik geparkt, da keine anderen Betten mehr frei sind. Ich liege im Dunkeln zwischen lauter dicht aneinandergestellten, leeren und mit Frischhaltefolie umwickelten Betten und fühle nichts als Twin A und Twin B, die so sehr treten, dass ihre Füßchen meine Bauchdecke in eine wogende, wallende Fläche verwandeln. Die äußere Leere und die innere Fülle. Ich kann mir beim besten Willen nicht vorstellen, dass sie schon bald da sein werden, in meinem Arm, auf der Welt, im Leben.

Am nächsten Morgen wird beschlossen, die beiden per Kaiserschnitt sofort zu holen. Ich bekomme eine PDA und spüre während der Geburt ein heftiges Ruckeln; ich kann nur erahnen, wie meine Kinder gerade mit fremden Kräften auf die Welt geholt werden. Twin A wird an mir vorbeigetragen, kurz darauf Twin B. Es dauert noch einige Stunden, bis ich sie richtig sehen darf.

Sie liegen auf der Neonatologie in einem Zimmer im achten Stock, von dem aus man den Berliner Hauptbahnhof sehen kann, der von oben die Form eines langen Schlauches hat. Ein Körper, der Züge schluckt und gebiert. In zwei getrennten Bettchen liegen die beiden und sind so unfassbar winzig, dass es mir die Sprache verschlägt. Ich traue mich kaum, sie anzufassen.

Mir fällt sofort auf, wie unterschiedlich sie aussehen. Twin A hat ein rundes Gesicht, eine runde Nase, große runde Ohren, ein wenig Flaum auf dem Kopf. Twin B hat ein spitzes Gesicht, ein spitzes Stupsnäschen, spitze Elfenohren und helle Wimpern. Ich frage mich, ob eine der beiden vielleicht vertauscht wurde.

»Ich frage mich, ob die beiden vielleicht doch eineiig sind, die sehen sich unglaublich ähnlich«, sagt im gleichen Moment die Schwester.

Die ersten Tage und Nächte sind im Rückblick entspannt. Die Zwillinge werden nachts zum Stillen zu mir gebracht; tagsüber werde ich wegen der Kaiserschnittnarbe im Rollstuhl zu ihnen gefahren. Die Schwestern kümmern sich um den Rest: wickeln, Temperatur messen, wiegen, beruhigen.

Meine Schonfrist ist vorbei, sobald die beiden die 2000-Gramm-Marke annähernd geknackt haben. Die Zwillinge verbringen jetzt mehr Zeit bei mir, und es ist wunderschön. Aber damit fallen für mich jegliche Ruhephasen weg. Ich bekomme eine Ahnung davon, wie die nächsten Wochen und Monate ablaufen werden. Wegen der Kaiserschnittnarbe kann ich mich noch immer kaum bewegen, doch niemand kommt, um mir die schreienden Kinder für einige Zeit abzunehmen. Stattdessen werde ich alle vier Stunden geweckt, falls ich nicht ohnehin noch wach bin, damit ich füttere, wickle, Temperatur und Gewicht messe und die beiden dann wieder in den Schlaf zu bringen versuche.

Den Dekadenwechsel 2019/2020 verbringe ich in einem Einzelzimmer der Charité hoch über den Dächern von Berlin, neben mir die Zwillinge. Ihre Beinchen sind kaum länger als mein Daumen; die beiden passen quer in ein Bettchen. Sie tragen Mützen, die mich an etwas zu groß geratene Eierwärmer erinnern und die ehrenamtlich für Frühchen gestrickt wurden. Ich sehe das Feuerwerk vom Ostbahnhof bis zum Zoologischen Garten. Es ist wunderschön und einzigartig und magisch.

Eine neue Ära beginnt.

Noch habe ich nicht die leiseste Ahnung, wie neu die gerade beginnende Ära sein wird. Während im Dezember 2019 in der Charité in Berlin mein winziges Doppel auf die Welt kommt, wird auf einem Markt in China eine andere Art neuen Lebens geboren, etwas noch viel Winzigeres, nicht verdoppelt, sondern sich rasend schnell milliardenfach vermehrend. Es wird die Welt in den nächsten Jahren in eine Zwangsjacke legen.

Wir hatten alles gut überlegt: In den ersten Monaten wollte ich tagsüber für die Zwillinge da sein, während die Großen in die Kita gehen, um nach deren Rückkehr vor allem Zeit für sie zu haben. Der Stoß vom Thron für die bisher kleinste Schwester sollte sacht sein, die Übergabe der Krone sehr sanft, am besten fast unmerklich verlaufen.

In den allerersten Wochen funktioniert das gut: Nach durchwachten Nächten mit nahtlos ineinander übergehenden Still- und Wickel-Schichten verschlafe ich den morgendlichen Aufbruch der Großen in die Kita oft, um bald darauf wieder zu stillen, Windeln zu wechseln, zu kuscheln, die Körpertemperatur der Zwillinge zu überwachen und Buch zu führen über Trinkmengen, Spuckmengen, Gewicht, Temperatur, Schlaf- und Wachphasen. Abends, wenn die Großen zurückkommen, nehme ich mir Zeit für sie.

Als Seitenschläferin finde ich zu meiner Freude schnell heraus, dass Twin B gern dicht bei mir schläft, während Twin A am liebsten etwas Freiraum um sich herum hat. Ich kann mich also auf die Seite drehen und trotzdem beide so dicht neben mir haben, wie sie es brauchen – die eine direkt bei mir, die andere außen daneben. Meine Angst, dass sich immer eine von beiden benachteiligt fühlen, beide vielleicht ein Trauma des Weggelegtwerdens, Nicht-immer-nah-bei-Mama-Seins davontragen könnten, löst sich für die Schlafphasen auf.

Etwas schwieriger ist es beim Stillen: Beide Zwillinge sind meist gleichzeitig hungrig. Das Tandem-Stillen klappt trotz des schönen neuen Doppelstillkissens nicht, sodass ich die Babys nacheinander anlege. Oft komme ich durcheinander, wer zuletzt als Erste dran war, welche Brust schon angetrunken ist und welche noch ganz voll. Manchmal nehme ich den trinkenden Zwilling zu früh von der Brust, weil ich das hungrige Schreien des anderen nicht aushalte. Dann schreien beide, und ich bin verzweifelt. Ich, die frischgebackene Psychologin, bin, wie schon bei den beiden Großen, nicht gut darin, das Schreien zu interpretieren: Haben sie Hunger? Wollen sie Nähe? Ist die Windel voll? Ist ihnen kalt oder warm? Sind sie müde?

Mir fehlt die Geduld, auszuharren und auszuhalten. Auszuharren, bis der eine Zwilling satt und zufrieden ist. Auszuhalten, dass der andere währenddessen schreit. In wilden Wechseln versuche ich, allen und allem gerecht zu werden – lege an, lege weg, nehme auf, lege ab, halte einen Zwilling mit einer Hand an der Brust, während ich den anderen am Bauch streichle und mit ihm rede, wechsle auf gut Glück die Windeln, trage umher, decke zu, decke ab – und scheitere doch. Es gelingt mir nicht, sie und uns auf einen Rhythmus einzustimmen. Die Liste über Trinkmenge, Spuckmenge, Schlaf- und Wachzeiten, Gewicht, Temperatur und Windelfüllung stresst mich; ich komme kaum hinterher, weiß nicht, wie ich die chaotische Abfolge und die angefangenen Trinkmengen sinnvoll notieren soll, und bin schließlich zunehmend wütend auf diese Liste, die mir den wenigen Schlaf raubt und die seltene Zeit, die mir für mich bleibt.

Zum Glück habe ich bereits zwei Kinder: Beide haben einen Wechsel zwischen Fläschchenfütterung und Stillen gut vertragen, ich beschließe also, mich nicht länger verrückt zu machen. Wir holen eine Milchpumpe aus der Apotheke, und ich fange an, zwischendurch Milch abzupumpen, die mein Mann und seine älteste Tochter, die sich gerade von ihrem Freund getrennt hat und vorübergehend bei uns eingezogen ist, füttern. Das bedeutet für mich mehr Schlaf, Zeit für mich und vor allem Zeit für meine Tochter und meinen Sohn. In Absprache mit dem Kinderarzt lasse ich außerdem die Liste weg. Die Zwillinge haben inzwischen nahezu Reifgeborenengröße und -gewicht und halten ihre Körpertemperatur selbst.

Anfang Februar 2020, am Entbindungstermin der Zwillinge, hat mein Mann einen Herzinfarkt. Mit den Zwillingen im Geschwister-Kinderwagen, meiner Tochter auf dem Mitfahrsitz und meinem Sohn hinterhertrottend, schaffe ich es ein paarmal zu ihm in die Klinik. Ins Zimmer darf nur ich – die vier Kinder müssen draußen warten.

Die Tage und Nächte verschwimmen ohne meinen Mann als äußeres Metronom zu einem gleichförmigen Strom aus Bedürfnissen. Vor allem die beiden großen Kinder reagieren stark auf dieses Erlebnis und brauchen mich mehr als zuvor. Ich schaffe es nicht, sie in die Kita zu bringen. Während ich vorher mit den Zwillingen auf einer breiten Matratze in einem Zimmer, mein Mann mit den beiden anderen im Doppelbett im Schlafzimmer geschlafen hat, wollen jetzt alle vier Kinder ganz nah bei mir sein, am besten mit Körperkontakt. Ich lege kurzerhand die beiden Matratzen aus dem Doppelbett neben die breite Matratze im Mama-Zwillingszimmer, damit mein Sohn und meine Tochter neben uns schlafen können – eine völlig überflüssige Aktion, wie ich bald feststelle: Schon beim Einschlafen liegen Twin A und Twin B rechts und links von mir, meine Tochter auf meinem Bauch, und mein Sohn kuschelt sich, ans Fußende eingerollt, an meine Beine. Die neu dazugelegten Matratzen bleiben ungenutzt. Das bleibt auch die ganze Nacht über so; unterbrochen von den Stillphasen, in denen ich die schlafenden Großen wegschiebe. Sobald sich die Möglichkeit ergibt, rollen sich alle wieder auf oder an mich.

Einige Wochen später ist Corona in Deutschland angekommen. Die Schulen und Kitas werden geschlossen, mein Mann, mittlerweile aus dem Krankenhaus entlassen, wechselt ins Homeoffice. Der Plan, dass ich tagsüber für die Zwillinge da bin und mir abends Zeit für die Großen nehmen kann, ist hinfällig: Wir sechs sind den ganzen Tag über in unserer Dreizimmerwohnung zusammen. Jeder Tag muss von uns neu und aktiv gestaltet werden.

Da mein Mann arbeitet, kann er tagsüber nicht mit den Großen spielen, die sich furchtbar langweilen und die Kita vermissen. Im Gegensatz zu den Zwillingen, die noch fast den ganzen Tag schlafen, wollen sie unterhalten werden. Mein Mann und ich tauschen die Rollen: Er übernimmt vor dem Rechner sitzend die Zwillingsschichten, hält Videokonferenzen mit Twin A im einen und Twin B im anderen Arm. Wenn seine Arme lahm werden oder er etwas tippen muss, legt er die Babys in ihre Maxi Cosis, die er mit dem Fuß anschaukelt. Ich bin für die Großen da und nehme die Zwillinge nur zum Stillen.

Anfangs hadere ich mit der Situation: Ich hatte mir diese Babyzeit so ganz anders vorgestellt. Ich wollte die Tage ruhig angehen, den Zwillingen eine sichere Bindung mitgeben, den aufkeimenden Frühling draußen auf Spaziergängen oder im Café sitzend erleben. Doch statt einer Babyzeit Deluxe verfolgen meine Säuglinge nun vor dem Computer Videokonferenzen oder werden in ihren Maxi Cosis unter dem Schreibtisch per Fußantrieb geschaukelt und mir nur zwischendurch zum Stillen gereicht.

Ich erdenke einfachste Lösungen, um die doppelt vom Kita-Lockdown und der neuen Konstellation mit zwei neuen Babys betroffenen Großen aufzufangen. Die beiden Schlafzimmer baue ich zu einem Abenteuerspielplatz um, mit Rutsche, Kletterparcours, Malwand. Mit Multifunktionsmöbeln, die je nach Lage in einzelne oder getrennte Betten, Höhlen, Tische, Sitzgelegenheiten, Ruhe- oder Erlebnisecken umfunktioniert werden können. Das extralange Tragetuch wird zu einer Hängematte oder zur Wand einer Bude, die Doppelfederwiege zur Höhle, das teure homöopathische Babybad mit Lebensmittelfarbe aufgemotzt zu einer bunten Schaumschlacht im Bad. Nach und nach fallen Regeln und Funktionen: Erlaubt ist, was die Kinder beschäftigt. Benutzt wird alles, was da ist, ungeachtet des ursprünglich vorgesehenen Zweckes. Meine Eltern und meine Patentante schicken große Pakete mit Stiften, Filz, bunten Papieren, Kreide, kleinen Ästen aus dem Garten, Büchern und Hörspielen.

Mir wird schnell bewusst, dass ich diese völlig unerwartete, so ganz andere Situation ablehnen, sie verfluchen kann, dass ich mich aber auch dafür entscheiden kann, dass es ist, wie es ist, und das Beste daraus zu machen. Und dass der absolut einzige Unterschied der ist, ob ich okay damit bin oder nicht.

2021.
Die Zwillinge sind jetzt ein Jahr alt. Wir haben den Lockdown mit Aufs und Abs überstanden, dank angepasster Erwartungen diese erste Zeit zu einer trotzdem und gerade deswegen schönen und einzigartigen, zu unserer ganz eigenen ersten Zeit als sechsköpfige Familie gemacht.

Twin A ist ein ruhiger Blondschopf geworden, der lieber lange und scharf beobachtet, als selbst auszuprobieren. Sie liebt Orientierung in Form von Regeln und Weisungen. Twin B ist ein rothaariger, impulsiver kleiner Feger, der alles sofort ausprobiert und dem nichts wild genug sein kann. Bis auf Größe, Gewicht und Geburtsdatum teilen die beiden nichts.

So unterschiedlich sie sind, so eng sind Twin A und Twin B verbunden. Man spürt, dass sie nie ohne einander waren, nicht während des Heranwachsens in ihren nebeneinanderliegenden Fruchthöhlen, durch die sie sich gegenseitig spüren konnten, und auch nicht im Moment ihres ersten großen Traumas und ihrer ersten Trennung, der Geburt. Wenn sie einschlafen, suchen sie intuitiv die Berührung der anderen – sie legen einander die Hände ins Gesicht, auf den Bauch oder schlingen die Beine umeinander. Manchmal ist es schwer zu sagen, wo Twin A aufhört und Twin B anfängt oder umgekehrt.

Während mein Sohn, der in seinen bisherigen sechs Lebensjahren laut und wild war und kaum auf Ansprache reagierte, innerhalb kürzester Zeit zu einem verantwortungsvollen und geduldigen großen Bruder heranreift, ist meine Tochter merklich verunsichert. Der Bruder umkreist die drei kleinen Schwestern wachsam wie ein Schäferhund die Herde. Ich muss mir oft ins Gedächtnis rufen, dass auch er noch ein Kind ist. Meine Tochter hingegen wird zu einem insgeheimen Drilling: Was die kleinen Schwestern bekommen, fordert sie auch für sich ein. Sie möchte ihren Schnuller wieder, spricht plötzlich nicht mehr deutlich, braucht wieder eine Windel und verweigert das Laufen. Im Zwillingswagen fährt sie unten im Stauraum mit, eingerollt wie ein kleiner Hund. In den meisten Momenten fühle ich hinter ihrem Verhalten die Bedürftigkeit eines noch immer kleinen Kindes und ihre Verletzung als entthronte Jüngste. In anderen Momenten macht mich ihr Verhalten rasend, und ich empfinde die Lautstärke und Rücksichtslosigkeit, mit der sie ihre Bedürfnisse einfordert, als Sabotage einer sowieso schon fragilen Situation.

Als Zwillingsmutter habe ich – o Wunder – vollkommen neue Erfahrungen gesammelt und tue es noch immer. Zwillinge sind ein kommunikativer Eisbrecher – ein Kinderwagen mit zwei gleichaltrigen Kindern fordert Fremde geradezu heraus, etwas zu sagen.

»Oh, sind das Zwillinge?«

»Ist das nicht ganz schön anstrengend?«

Ich empfinde es als eine weitere Bereicherung und willkommene Abwechslung im Kleinkind- und Babyalltag, dass mich Menschen ansprechen, mit denen ich sonst nie in Kontakt gekommen wäre.

Natürlich bleiben diese Gespräche an der Oberfläche. So wie sich die Fragen ähneln, so verdichten sich auch meine Antworten unbeabsichtigt zu einem Narrativ, das nicht unbedingt die gesamte Bandbreite meiner Erfahrungen und Stimmungen als Zwillingsmutter wiedergibt. Ich weiß, welche Anekdoten gut ankommen, und wiederhole sie so oft, dass es mir beim Schreiben dieses Textes schwerfällt, mich an etwas anderes zu erinnern.

»Es wird viel leichter, wenn das erste Jahr einmal um ist«, sage ich dann, »sie fangen an, sich miteinander zu beschäftigen, und man muss sich kaum noch um etwas kümmern. Als die beiden zum Beispiel trocken wurden und einer ein Missgeschick passierte, holte die andere ein Tuch und wischte es weg!«, oder: »Neulich haben sie sich gegenseitig im Puppenwagen herumgefahren.«

Etwas näher an der Wahrheit wäre, dass abseits dieser in der Tat entzückenden Momentaufnahmen ich beide Kinder mehrmals täglich umziehe, sie sich permanent um das Lieblingstöpfchen oder den Puppenwagen streiten und die Lautstärke in unserer Wohnung fast immer im Grenzbereich ist.

Oft renne ich stundenlang in der Stadt herum oder suche lange auf Internetseiten, um noch eine zweite identische Hose oder Jacke aufzutreiben. Insgeheim wünsche ich mir noch immer ein Doppeltes Lottchen. Je weniger Twin A und Twin B sich ähneln, desto mehr möchte ich ihre Gemeinsamkeiten nach außen hin betonen. Dabei ist Twin A Gucci, Twin B ist Vivienne Westwood. Twin A ist glitzernder Glamour-Pop, Twin B Punkrock. Twin A ist Seife und Bürste, Twin B ist Ganzkörperbemalung und Dreadlocks.

Ich begrabe also meinen Doppeltes-Lottchen-Traum, ernte dafür aber die Erkenntnis, dass auch zweieiige, genetisch sehr unterschiedliche Zwillinge noch vieles teilen, das ihre Beziehung besonders macht. Twin A hört, wenn Twin B in einem anderen Zimmer weint, lange bevor ich es mitbekomme, und sie besteht darauf, dass ich sofort hingehe. Beide tauschen nachts im Schlaf ohne Worte gleichzeitig ihre Schnuller. Sie streiten oft und viel, aber es hat stets die Qualität eines Streits bei einem alten Ehepaar, dessen Miteinander seit Jahrzehnten auf die jeweiligen Schrullen und Besonderheiten des anderen abgestimmt ist, der aber ihre Verbundenheit nicht infrage stellt, sondern ursächlich für sie ist.

Ich hatte früher schon gelegentlich von einer »Zwillingssprache« gehört – eine gemeinsame Sprache, die für Außenstehende völlig unverständlich ist. Wissenschaftlich ist die Existenz eines solchen Phänomens umstritten.

Mittlerweile sehe ich es etwas flauschiger: Twin A und Twin B kommunizieren bereits in vorsprachlicher Zeit über bestimmte Gesten. Den Arm einige Male auf und ab zu wedeln heißt so viel wie »danke«, immerhin das verstehe ich bald; erst allmählich begreife ich aber, dass auch das Gebrabbel, das bei den Großen irgendwann zu verständlichen Wörtern wurde, bei den Zwillingen lange in dieser Form anhält und längst zu einer eigenen Sprache geworden ist. Oft bin ich völlig ratlos, was die beiden von mir wollen, obwohl das Gesagte für sie selbst Sinn zu ergeben scheint.

Es ist ausgerechnet meine ältere Tochter, die das wichtige, verbindende Glied zwischen den Fraktionen wird. Die Einzige, die Zwinglisch und Erwachsenensprache spricht und vermitteln kann. Was sich für mich auch nach mehrmaligem, aufrichtig bemühtem Nachfragen anhört wie: »Twin A brabbel-brabbel-brabbel, Twin B brabbel-brabbel-brab-brabbel«, übersetzt die herbeigerufene Tochter ohne Probleme: »Twin B möchte gern gesalzene Pistazien in der kleinen rosa Schale mit Sprung, und Twin A möchte ungesalzene Pistazien in einer weißen Schüssel.«

2024.
Würde ich noch einmal Zwillinge bekommen? Unbedingt! Meine Rasselbande ist das Schönste und Wertvollste, was ich habe. Trotz der permanenten Lautstärke. Trotz der ganzen Anstrengungen und schlaflosen Nächte. Trotz der Erkenntnis, dass es für mich schwierig ist, mehr als zwei Kindern gleichzeitig gerecht zu werden. Trotz der Tatsache, dass ein Großteil meiner Zeit dafür draufgeht, mir

Gehör zu verschaffen und Einigungen zu erzielen, statt einfach etwas Schönes zu unternehmen. Zwei gleichaltrige Geschwister miteinander aufwachsen zu sehen ist ein Geschenk.

Und so winke ich leichten Herzens dem Camper mit Mann und großen Kindern hinterher, und unsere Mama-Zwillings-Alleinzeit kann beginnen.

*»Eigentlich wollte ich neben der Videokonferenz Socken und Unterwäsche zusammenlegen, stattdessen schreibe ich eine To-do-Liste mit dem Baby auf dem Arm.«*

KATI HERTZSCH

# Chronologie einer Zirkusnummer

5.50 Uhr
Bums. Mit einem leisen Geräusch landen zwei Kinderfüße von der letzten Stufe der Hochbettleiter auf den Dielen. Trapp, trapp, trapp tapsen sie zum Badezimmer. L., meine 4-jährige Tochter, ist wie immer vor den Hühnern wach. Ich döse wieder ein, bis ich die Toilettenspülung höre, versuche vorsichtig, mich zu drehen, ohne I. zu wecken, das Baby, das seit ein paar Stunden eng an mich geschmiegt schläft. Durch den Spalt zwischen den Vorhängen dringt noch kein Schimmer Tageslicht.

circa 6.10 Uhr
Ich wache auf und stehle mich aus dem Bett, damit der Wecker das Baby nicht stört. Im Wohnzimmer sitzt L. auf der Couch und schaut Bücher an. Ich lege mich neben sie und schließe die Augen. Alle paar Sekunden bekomme ich die Ecke eines Buches ins Gesicht, bewahrt mich das Rascheln der Seiten davor, noch mal tief einzuschlafen.

6.30 Uhr
Der Wecker klingelt. Wie auf Kommando fängt L. an zu plappern und mir Geschichten zu erzählen, die alle mit »Und weißt du …« beginnen. Meistens hat ihr Fantasiegefährte – der Wurm – etwas angestellt. Ich mühe mich ins Sitzen, überwinde mich, als würde ich den Körper einer anderen nach oben hieven. Der Gedanke an einen heißen Kaffee ist das Einzige, was einen Funken Kraft in mir weckt. Ich schlüpfe in die Kleider vom Vortag, die zusammengeknüllt vor der Couch liegen.

6.45 Uhr
Ich stehe in der Küche und nehme geistesabwesend drei Sachen gleichzeitig in die Hand. Brotdose, Kaffeekapsel, Abendbrotteller von gestern mit Essensresten. Beginne mit G.s Wasserflasche für die Schule. Schneide Obst und Gurke. Schmiere zwei Brote. Drücke nebenbei auf den Knopf der Kaffeemaschine. Als ich überlege, welcher Tag ist, fällt mir ein, dass die Kita heute in den Wald geht. Ich suche L.s Wasserflasche, finde sie im Wohnzimmer, auf dem Weg zurück in die Küche trete ich in ein Stück Camembert. Ich fülle eine zweite Brotdose.

7.00 Uhr
Ich hole L.s Rucksack aus der Kammer. Das Bändchen ist kaputt, und ich überlege zum hundertsten Mal, ob es okay ist, deswegen einen neuen zu kaufen. Im Kinderzimmer wate ich durch einen See aus Klamotten, Ergebnis mehrerer abendlicher Auszieh- und morgendlicher Anziehrituale der Mädchen. Ich öffne die Vorhänge, singe laut und schief das *Lied vom Wecken*, die Antwort meiner ältesten Tochter G. vom Hochbett ist ein knurriges Quengeln. Halbherzig zupfe ich ein paar Sachen aus den Kleiderbergen und werfe sie zu dem Haufen auf dem Schrank, den ich später zusammenlegen will.

7.15 Uhr
Ich beginne die Litanei des »Wir müssen los, zieht euch bitte an«, die wie immer ungehört verhallt. Ich räume weiter auf und erinnere mich an den Kaffee. Dankbar nehme ich den ersten Schluck und versuche ein zweites Mal, G. zum Aufstehen zu bewegen. Ich höre das Baby brabbeln. Nehme Wasserschüssel und Kaffee mit ins Schlafzimmer und begrüße I. Aus dem Kinderzimmer kommt G. angetapst und rollt sich in unserem Bett noch mal ein. Ich setze erneut zur Litanei an, versuche eines der Mädchen in die Zugposition zu kriegen, damit die andere folgt. I.s Windel hat mal wieder nicht dicht-

gehalten, stelle ich fest, als ich das klatschnasse Baby aus dem Bett hebe. Einmal umziehen, vor dem Mittagsschlaf Bettwäsche wechseln. Mein Ton wird angespannter.

7.25 Uhr
Die Wohnungstür geht, und mein rettender Oma-Engel kommt von drüben, um aufs Baby aufzupassen, während ich die Mädchen in Schule und Kita bringe. Ich trinke noch einen schnellen Schluck Kaffee und klappe beim Schuheanziehen den Laptop auf, damit ich weiß, was mich nachher erwartet. Ich rufe die Anzieh-Litanei in den Flur. G., noch immer im Schlafanzug, will mir etwas in einem ihrer Schulhefte zeigen, und ich werde sauer und treibe nun zur Eile an. Das Baby will auf meinen Arm, jedenfalls nicht, dass ich gehe. Ich versuche, zwischen drei Kindern und dem Oma-Engel im Flur Ranzen, Rucksack und mein Zeug zu packen, stecke noch schnell das Leergut in den Rucksack und klemme mir die Post unter den Arm.

7.35 Uhr
Mit einem Kind im Hof angekommen, schließe ich das Lastenrad auf. Wie immer habe ich den Motor oben vergessen. Muss eh noch mal hoch, weil L. Honigpoppies für den Weg haben möchte. Auf

der Treppe kommt mir G. entgegen. Im Kopf lege ich die Prioritäten für den Vormittag fest, als mir einfällt, dass die Babysitterin I. heute abholt. Sein Beutel ist noch nicht fertig. Ich rufe der Oma im Rausgehen Anweisungen zu.

7.45 Uhr
Auf dem Weg zur Schule spreche ich Nachrichten an Menschen, mit denen ich gern Kontakt halte. Zehn Minuten soziale Interaktion. Im Rucksack klirrt das Leergut, das nun bis zum Rückweg warten muss. An der Schule trifft G. ihre Freundin, die beiden gehen gemeinsam hoch; L. weint, weil sie mitgehen möchte. Ich fahre los in die Kita und denke den ersten klaren Gedanken des Tages, hole Luft, halte das Gesicht in die Sonne. Nach den letzten warmen Herbstwochen riecht es nun plötzlich nach Winter. Morgen wird es schneien.

8.20 Uhr
In der Kita angekommen beobachtet L. fasziniert die anderen Kinder und lässt sich von mir Jacke und Straßenschuhe aus- und die Hausschuhe anziehen. Nach einem Kuss verschwindet sie zum Spielen, und ich schicke einen Dank ins Universum. Zu Jahresbeginn hatte sie sich wochenlang geweigert, überhaupt in die Kita zu gehen. Ich schwatze

kurz mit einer anderen Mutter, die meine Steuerberaterin ist und die mich dringend mahnt, Belege zusammenzusuchen.

8.40 Uhr
Eine schnelle Runde durch den Biomarkt, wir haben kein Brot mehr, und ich will eine Rinderbrühe kochen, damit I. mal wieder was anderes zu sich nimmt außer Nudeln. An der Kasse fällt mir ein, dass ich noch immer den Rucksack voller Leergut habe, und ich nehme eine Papiertüte. Ich kaufe zwei Spritzkuchen beim Bäcker. Einen davon schlinge ich noch auf dem Fahrrad in mich hinein. Ich rufe meine Mutter an.

9.00 Uhr
Ich bugsiere die Tüte mit den Einkäufen, L.s Puppe und ihre gesammelten Zeichnungen aus der Kita, die Post, die Schälchen von den Honigpoppies und den Rucksack mit dem Leergut nach oben. Die Tüte reißt erst kurz vor der Wohnungstür. Drinnen mache ich alle Fenster auf und beginne noch in Jacke und Schuhen meine Aufräumrunde. Trage Armevoll Dinge aus einem Raum, um sie in den anderen Räumen zu versorgen, von wo ich wieder Dinge mitnehme. Nach ein paar Runden stelle ich die Waschmaschine an und schließe gerade die

Fenster, als mein erster Telefontermin anruft. Es klingelt an der Tür, eine Nachbarin, ich habe den Schlüssel außen stecken lassen.

9.30 Uhr
Mit dem Telefon zwischen Ohr und Schulter werfe ich Fleisch, Gemüse und Gewürze in einen Topf und gieße mit Fond und Wasser auf. Mache mir einen zweiten Kaffee. Lege das Telefon auf. Ich sehe nach den Mails und beantworte im ersten Schwung gleich ein paar. Die Steuerbelege fallen mir ein, und ich gehe an die Arbeit. Weihnachten fällt mir ein und dass ich noch keine Adventskalender gebastelt habe. Tannenbaum bestellen. Gans bestellen. Der Drucker hat kein Papier mehr. Mails laufen rein, die letzten Korrekturen für die Vorschau stehen an, alle haben es eilig, alles muss sofort passieren. Ich versuche, mir ein Verkaufsargument für einen Roman auszudenken, den ich noch nicht gelesen habe, schreibe eine Headline um, kläre letzte Fragen. Ein Anruf von K.: »Geht es Ihnen gut, Frau Hertzsch? Sind Sie glücklich? Können wir heute Abend einen Text zusammen anschauen?« Ich buche den Sommerurlaub und suche antiquarisch Bücher zusammen, die sich die Kita gewünscht hat.

10.30 Uhr
Es klingelt. Die Babysitterin bringt I. zurück, weil er sich von oben bis unten vollgekotzt hat und weint. Ich ziehe ihn um. Die Waschmaschine ist fertig, ich nehme die Sachen raus und werfe die Kotzesachen mit dem nächsten Wäscheberg rein. Schreibe einen Klappentext. Suche Anzeigen in der Datenbank zusammen. Fülle mit dem Baby auf dem Arm eine Checkliste aus.

11.00 Uhr
Die Montagssitzung beginnt. Habe nichts gelesen und höre mit halbem Ohr zu, wie die anderen über ihre Lektüren sprechen. I. auf meinem Schoß freut sich über die lächelnden Gesichter auf dem Bildschirm. Eigentlich wollte ich nebenbei Socken und Unterwäsche zusammenlegen, stattdessen schreibe ich eine To-do-Liste. In den Mails taucht die Revision meiner Lektoratskollegin auf. Wir sitzen an einem biblisch umfangreichen Manuskript – sie sitzt, ich hetze hinterher. Ich scrolle ihre Redaktion durch, tippe mit einem Finger Kommentare.

12.00 Uhr
Oma hat mit I. gespielt, sodass ich noch ein paar Kleinigkeiten geschafft habe. Lektorieren hat keinen Sinn, vielleicht nachher, wenn I. schläft. Ich

versuche ihm ein paar Löffel der Brühe zu füttern. Er ist begeistert. Mein Blick fällt auf einen Haufen aussortierter Kleidung, die ich verkaufen will, und ich überlege, was ich heute Nachmittag mit den Kindern mache, ob ich L. einer der Kita-Mütter mitgeben kann oder ob meine angesammelten Gefälligkeiten aufgebraucht sind. Wahrscheinlich. Der Postbote klingelt und lädt die Pakete fürs ganze Haus bei uns ab.

12.45 Uhr
Bin mit I. eingeschlafen und wache vollkommen verdreht auf. Immerhin schläft er auch. Die Brühe und Milch sind drin geblieben, wer weiß, was das heute Vormittag war. Oma hat Mittagessen rübergebracht, und ich beschließe, ihr einen Kosmetiktermin zu buchen. Ohne sie ginge nichts. Ich setze mich wieder an den Rechner und beantworte die inzwischen eingegangenen Mails. Dann endlich an den Text. Ich habe zwei Stunden, wenn es gut läuft.

14.50 Uhr
Ich nehme die Wäsche aus der Maschine und hänge sie im Schlafzimmer auf. Davon wird I. wach, und ich kuschle mich an das schlafwarme Baby, das mir noch dösig die Arme um den Hals schlingt und seine Wange an meine legt. Tief atme ich seinen

Duft ein, spüre den Atemstrom winzig an meiner Haut. Nach dem Anziehen spielt er mit seinen Autos, ich hänge die Wäsche zu Ende auf und lese noch einmal Mails, bevor ich G. von der Schule abhole. Den Rucksack mit dem Leergut habe ich ein zweites Mal dabei.

15.45 Uhr
Auf dem Weg zur Schule höre ich B.s Nachricht. Er ist zum letzten Mal in Z. und freut sich aufs Nachhausekommen. Beim Gedanken daran flutet mich große Dankbarkeit und Glück. G. ist gut gelaunt und erzählt von ihrem Tag und dass sie Post in der Postmappe hat. Das Lichterfest der Schule wird vorbereitet, wir sollen uns rege beteiligen. War nicht erst letzte Woche Laternenumzug in der Kita? Unterwegs halten wir an den Flaschencontainern an.

16.00 Uhr
Ich lasse G. zu Hause raus, wo Oma mit I. spielt, und fahre weiter zur Kita. Spreche Oma eine Nachricht, dass sie G. pünktlich zur Klavierstunde schicken soll, die ich selbst vollkommen vergessen hatte. In der Kita fehlt noch immer ein:e FSJler:in, weshalb ich die Küche aufräume. Ich nehme S., die Tochter einer Freundin, mit und beschließe, mit

den beiden Mädchen und dem Lastenrad über die Brache nach Hause zu laufen. Ich brauche Bewegung und frische Luft, und Nachmittage mit Kleinkindern in der Wohnung sind mir ein Graus. Ich bringe S. nach Hause. Der Akku des Lastenrads hat sich durchs Schieben komplett entladen.

17.00 Uhr
I. freut sich, dass wir wieder da sind, und die nächste Stunde vergeht mit Bausteinen, Eisenbahnschienen, Bilderbüchern. Ich trinke Kaffee, stelle die Waschmaschine noch einmal an, telefoniere ein paarmal, schaue doch in die Mails, falls etwas Dringendes ist. G. kommt von der Klavierstunde zurück, und mit fortschreitendem Tag nimmt die Laune der Mädchen ab, sie sind geschafft und müde. Ich auch.

18.15 Uhr
Ich bereite drei Teller mit Abendessen vor. Brühe und Reis für I., nur Reis, Apfel und Gurke für L., Wurst- und Käsebrote für G. Als wir am Tisch sitzen, will L. Brote, I. will Gurke und seine Brühe allein löffeln, G. will Brühe mit Reis, doch die Brühe ist alle. I. reißt seine Schüssel runter. L. und G. wollen Film gucken, ich verneine, sie schreien. I. will auf meinem Schoß weiter essen und schmiert

mit dem Finger Leberwurst auf ein Stück Brot. L. muss auf Toilette, und ich stehe auf, um ihr die Tür zu öffnen. I. schreit, weil ich den Raum verlasse. G. hat noch mehr Hunger, ich mache noch mehr Brote. Ich versuche, ein Gespräch über den Tag zu führen. Es klingelt, ein Nachbar holt sein Päckchen ab.

19.00 Uhr
Ich setze L. in die Badewanne. I. zetert, weil er auch hineinmöchte. L. will allein baden. Ich locke I. ins Wohnzimmer zu Eisenbahn und Autos. L. singt und erzählt in der Badewanne vor sich hin. Ich räume das Abendessen weg und säubere Tisch, Stühle und die Küche. Schaue in die Mails. Wasche L. die Haare. Geschrei, weil sie Seife ins Auge bekommt. Höre G. in ihrem Zimmer weinen und hole L. aus der Wanne, setze sie mit der Cremedose auf die Waschmaschine. »Nicht so viel«, sage ich und gehe ins Kinderzimmer. G. hat Schreibschrift geübt, was nicht so gelungen war, wie sie es wollte. Ich tröste. L. ruft aus dem Bad. Sie hat die gesamte Creme auf sich verteilt. Ich wische unter ihrem Protest etwa die Hälfte davon wieder ab, streife den Schlafanzug über die glitschige Haut, föhne ihr die Haare, in denen ebenfalls Creme ist. I. ist müde. Ich läute die Bettzeit ein.

19.30 Uhr
Wir haben zu dritt auf der Couch ein Buch gelesen. Ein schöner Moment. G. zieht freiwillig ins Bett ab, und sofort habe ich Angst, dass sie krank wird. L. möchte von mir zu Bett gebracht werden. Geht nicht wegen I. Aber zudecken und Hand halten geht. G. ist schon eingeschlafen, als ich den Raum verlasse. Ich hole Wasser und Milchflasche und albere noch ein paar Minuten mit I. herum. Das Telefon klingelt, es ist K., den ich auf in einer Stunde vertröste. Wieder kein Lektorat heute.

21.45 Uhr
I. ist endlich eingeschlafen. Er hat vier Flaschen Milch getrunken und ich habe ihm zweimal die Windel gewechselt. Immer wieder nahm er seine Bettautos in die Hand, ließ sie auf seinem Bauch herunterrollen, griff zur Flasche, trank zwei Schlucke, schrie auf und wischte sich über die Zunge, bis das Haar oder Fussel weg war, das ihn störte. Wollte aus dem Bett krabbeln, fing schließlich an zu brüllen, weil ich ihn daran hinderte. Irgendwann muss er eingeschlafen sein, ich vor ihm. Ich mache mir einen Kaffee und rufe K. zurück.

0.30 Uhr
Drei Stunden am Telefon für eine Dreiviertelseite Text. Wie immer intensiv, lustig und so viel gelernt. Ich bin knallwach und beschließe, mich doch noch ans Lektorat zu setzen. Bestelle Kaffeekapseln. Kaufe zwei Trinkflaschen bei eBay-Kleinanzeigen. Recherchiere das *Harry-Lime-Theme,* Joe DiMaggio, ob Röhm und Hess beide in der SA waren. Schreibe die unangenehme Mail, vor der ich mich seit Wochen drücke. Lese in ein Manuskript hinein.

1.20 Uhr
L. wacht schreiend auf. Der Albtraum ist schnell vertrieben. Ich schleiche zurück an den Schreibtisch. Beginne einen Blog-Artikel, es läuft gut.

1.40 Uhr
I. wacht auf. Er trinkt eine Flasche und schläft wieder ein. Ich gebe dem Schreibtisch noch eine Chance und bekomme den Artikel zu Ende.

2.35 Uhr
Noch immer hellwach, gehe ich mit einem Manuskript auf die Couch.

2.55 Uhr
Ich bin beim Lesen eingeschlafen und werde durch I.s Weinen wach. Diesmal lässt er mich nicht wieder aufstehen, und wir rangeln eine Weile um die richtige Position.

3.15 Uhr
G. wacht auf und hat Durst. Ich lege mich neben sie und denke kurz daran, wie sie in I.s Alter mit mir in einem Bett geschlafen hat, als wären wir ein Körper, nicht zwei.

4.10 Uhr
I. wacht auf. Ich klettere schlaftrunken vom Hochbett und nehme im Vorbeigehen die Flasche mit, die auf dem Schrank im Flur steht. Wie immer stoße ich mich an der Ecke des Schranks. Ich lasse mich neben das Baby fallen und schlafe sofort wieder ein.

5.15 Uhr
Ich schrecke hoch, weil mir plötzlich eingefallen ist, dass ich keinen Wecker gestellt habe. Ich mache mich auf die Suche nach dem Telefon und nehme es mit auf die Couch.

5.50 Uhr
Bums. Mit einem leisen Geräusch landen zwei Kinderfüße von der letzten Stufe der Hochbettleiter auf den Dielen. Trapp, trapp, trapp tapsen sie zum Badezimmer. Dann zu mir ins Wohnzimmer.

# Nachweis

Der Verlag dankt folgenden Rechteinhaber:innen für die Genehmigung zum Abdruck:

Babette Friedrich, *Große Kinder, große Freude.* Originalbeitrag für diese Anthologie. Copyright © 2024, Babette Friedrich.

Lilith Helmich, *Der Kranz.* Originalbeitrag für diese Anthologie. Copyright © 2024, Lilith Helmich.

Kati Hertzsch, *Chronologie einer Zirkusnummer.* Erstmals erschienen 2022 auf dem Blog gretaschreibt.com. Copyright © 2022, Kati Hertzsch.

Christian Lange-Hausstein, *Teilzeitmänner.* Originalbeitrag für diese Anthologie. Copyright © 2024, Christian Lange-Hausstein.

Marta Marx, *Mutter, die geht.* Originalbeitrag für diese Anthologie. Copyright © 2024, Marta Marx.

Monika de Oliveira Souza, *Wir sind coole Menschen.* Originalbeitrag für diese Anthologie. Copyright © 2024, Monika de Oliveira Souza.

Maria-Christina Piwowarski, *Das Kirschenkind und ich.* Originalbeitrag für diese Anthologie. Copyright © 2024, Maria-Christina Piwowarski.

Raffaella Romagnolo, *Wie ich nicht Mutter geworden bin.* Originalbeitrag für diese Anthologie. Copyright © 2024, Raffaella Romagnolo.

Clara Schaksmeier, *Mir eine Mutter.* Originalbeitrag für

diese Anthologie. Copyright © 2024, Clara Schaksmeier.

Toni Schierhorn, *Lieben und loslassen.* Originalbeitrag für diese Anthologie. Copyright © 2024, Toni Schierhorn.

Tobias Schiller, *Wurzelgeflecht.* Originalbeitrag für diese Anthologie. Copyright © 2024, Tobias Schiller.

Lena Sonnenblum, *Vierzig Euro achtunddreißig.* Originalbeitrag für diese Anthologie. Copyright © 2024, Lena Sonnenblum.

Jonathan Stock, *Hinter dem Mandelbaum.* Originalbeitrag für diese Anthologie. Copyright © 2024, Jonathan Stock.

Antonia Stolz, *Wenn schon, denn schon.* Originalbeitrag für diese Anthologie. Copyright © 2024, Antonia Stolz.

Juliane Streich, *Wie ich ständig versuche, ein Kind zu kriegen.* Erstmals erschienen am 22. 11. 2022 bei 10 nach 8 auf *Zeit online*. Copyright © 2022, Juliane Streich.

Thea Struve, *Abruptio.* Originalbeitrag für diese Anthologie. Copyright © 2024, Thea Struve.

Frances Thiessen, *Ganz natürlich.* Originalbeitrag für diese Anthologie. Copyright © 2024, Frances Thiessen.

Lena Kieser, *Kinder bleiben.* Originalbeitrag für diese Anthologie. Copyright © 2024, Lena Kieser.

Lilli Tollkien, *Fliegende Fische.* Originalbeitrag für diese Anthologie. Copyright © 2024, Lilli Tollkien.

Laura Viefhues, *Winziges Doppel.* Originalbeitrag für diese Anthologie. Copyright © 2024, Laura Viefhues.

Tullio Zanovello, *Überraschung.* Beitrag aus dem Gedichtzyklus *Keimlinge*. Copyright © 2024, Tullio Zanovello.